Sunnhild Koch

Ernährung im Kindergarten
Grundlagen und Rezepte

Arbeitsmaterial aus den Waldorfkindergärten

Heft 22

Herausgegeben von der
Internationalen Vereinigung der Waldorfkindergärten

Sunnhild Koch

Harriet Wembef

Ernährung im Kindergarten

Grundlagen und Rezepte

Verlag Freies Geistesleben

1. Auflage 2002
Verlag Freies Geistesleben
Landhausstraße 82, 70190 Stuttgart
Internet: www.geistesleben.com

ISBN 3-7725-0394-2

Umschlag: Thomas Neuerer unter Verwendung eines Fotos
von © Chris Hartlove / Stone / Getty Images
Innenillustrationen: Thorsten A. Diehl, Stuttgart
Copyright © 2002 Verlag Freies Geistesleben & Urachhaus GmbH
Druck: Offizin Chr. Scheufele, Stuttgart

Inhalt

Lebendiges Wasser und Lebensbrot

Wer selbst nicht die Schwelle hat überschritten,
der weiß nicht, was Kinder leiden und litten
an der Welt, die das Staunen nicht mehr kennt,
die nur die Namen der Dinge nennt
und die Ur-Gebärden nicht gewahrt,
durch die sich der Schöpfer-Geist offenbart.

Er kann nicht erkennen der Kinder Not,
denen man Steine gibt, statt Brot,
deren dürstende Seelen man nicht tränkt,
deren Geisteswesen zutiefst man kränkt.

Es bedarf darum einer Menschenschar,
die das Geheimnis sich macht offenbar!
Ich rufe es den Menschen zu:
«Strebt unermüdlich, gebt nicht Ruh –
arbeitet – ringet um Ohren und Augen,
die den schaffenden Geist zu erkennen taugen.
Die Liebe-Kraft wird eure Schritte lenken,
die Wahrheit zu finden – und zu schenken:

Lebendiges Wasser und Lebensbrot!

Bringt es den Kindern, lindert die Not.
Es ist unser Auftrag, wir dürfen nicht ruh'n,
den Kindern diesen Dienst zu tun.»

Wilma Ellersiek

Zur Einleitung

Das Schönste, was man einem Kind geben kann,
sind Wurzeln und Flügel.
Australische Weisheit

Warum sind wir Menschen auf eine lebendige Nahrung angewiesen? Was heißt überhaupt lebendig? Diese und ähnliche Fragen beschäftigten mich intensiv als ich Mutter wurde. Je mehr ich mich damit auseinander setzte, desto komplexer wurden sie. Durch meine spätere Ausbildung und Tätigkeit als Kindergärtnerin erfuhren diese Fragestellungen erneut eine Erweiterung. Immer klarer zeigte sich für mich der Zusammenhang von Essgewohnheiten und der Überforderung des kindlichen Organismus.

Während einer Hospitation in einem dänischen Kindergarten durfte ich erleben, wie aus der Einsicht in diese Zusammenhänge bewusst so einfach gekocht wird für die Ein- bis Sechsjährigen, dass – wie man mir berichtete – sogar bereits vorhandene Allergien wieder ausheilen konnten. Dieses Erlebnis hat mich unter anderem nun beflügelt, dieses Büchlein zu schreiben. Es erhebt keinerlei Anspruch auf Vollkommenheit. Gedacht ist es als Anregung für Eltern und ErzieherInnen für ihr eigenes Tun mit Kindern und als Erkenntnishilfe auf dem individuellen Weg durch die vielfältige und verführerische Ernährungslandschaft. Ich wünschte mir, dieses Büchlein möge Einzug halten in vielen Kinderbetreuungsstätten, um Bewusstsein zu schaffen für die Bedürfnisse unserer Kinder in den frühen Jahren bis zum Schuleintritt.

Weiter möge es uns zu einem bewussten Konsumverhalten aufmuntern – haben wir es doch in der Hand, welche Produkte in den Regalen feilgeboten werden. Nur ein Konsumverhalten, das die soziale, ökologische und ökonomische Ebene berücksichtigt und gegenseitig in Verbindung und Einklang bringt, schafft eine lebenswerte, sinnerfüllte Basis für die Zukunft unserer Kinder.

Eine mit Lebenskräften durchdrungene, dynamische Nahrung ist das Wertvollste, was wir unseren kleinen Erdenbürgern mit auf ihren Lebensweg geben können. Denn wenn das heranwachsende menschliche Wesen sich einen Körper ausgestalten kann, der durchlässig für das Geistige und doch verbunden – aber nicht gefesselt – mit der Erde bleibt, ermöglichen wir ihm ein eigenständiges, tatkräftiges Mitgestalten des Weltgeschehens.

Doch mein Hauptanliegen ist der dringende Wunsch, unseren Kindern mehr Zeit zur Gewöhnung an die irdische Nahrung zu gönnen!

An dieser Stelle danke ich ganz herzlich dem Speisehaus am Goetheanum (Dornach, Schweiz), welches mir erlaubte, einzelne Rezepte, die ich während meines Praktikums kennen lernen durfte, in das Büchlein aufzunehmen. Diese Rezepte sind mit (Sph) gekennzeichnet.

Sunnhild Koch, Zürich 2002

Das Kind im ersten Jahrsiebt

Ethik ist ins Grenzenlose erweiterte Verantwortung
gegenüber allem, was lebt.
Albert Schweitzer

Menschenkundliches

Aus den Stoffen der äußeren Natur baut sich der menschliche Körper, der physische Leib auf. Dieser bildet die Grundlage aller menschlichen Äußerungen physischer, seelischer oder geistiger Art, wie z.B. Bewegungen, Gefühle oder Denkvorgänge. Seelische Äußerungen entstehen im Unsichtbaren, treten aber durch die Leiblichkeit (Körper) in Erscheinung. So offenbart sich uns die Traurigkeit in Tränen oder die Freude in einem Lächeln.

Das Kind im ersten Jahrsiebt hat ungeheure Leistungen zu vollbringen. Jean Paul Sartre hat einmal geäußert, dass man in seinem ganzen späteren Leben nie mehr so viel lernt wie in den ersten drei Jahren. Das Gehen, Sprechen und Denken lernen sind daraus die drei größten, von uns am leichtesten wahrnehmbaren Errungenschaften. Das kleine Kind muss auch seinen Vererbungsleib* in seinen individuellen Leib umgestalten.

Die Lebens- oder Bildekräfte sind maßgeblich am Organaufbau und dessen Ausgestaltung beteiligt. In die vorgeburtliche, durch die Vererbungskräfte gebildete Leiblichkeit fließen nach

---

* Der von den Eltern vererbte physische Leib; die genetische Ausstattung.

der Geburt neue Kräftewirkungen ein. Diese bilden, vom Kopf des Kindes ausgehend und nach und nach den gesamten physischen Leib ergreifend, den Vererbungsleib um. Die Organe sind sozusagen das stofflich sichtbare Resultat der Arbeit der Lebenskräfte. Diese nehmen die Nährstoffe aus der Nahrung, verwandeln sie und mit den darin enthaltenen Kräften bauen wir die körpereigenen, individuellen Stoffe auf. Zum Zeitpunkt des Schuleintrittes hat das Kind seinen individuellen Leib aufgebaut.

Ausformung und Umgestaltung heißt das vorherrschende Prinzip im physischen Leib des Kindes in den ersten sieben Jahren. Danach erfolgt mehrheitlich Verdichtung und Wachstum, was zur Folge hat, dass die Leiblichkeit weniger geschmeidig, weniger bildsam wird.

Die zuvor im Leibaufbau wirksam gewesenen Kräfte (Lebens-Bildekräfte) lösen sich nun um das siebte Lebensjahr teilweise aus dem physischen Geschehen, spürbar an der oben erwähnten Verdichtung. Am deutlichsten wird dies sichtbar an den zweiten Zähnen, dem härtesten am Menschen. Diese frei werdenden Kräfte werden nun im Bewusstsein, im Seelenleben des Kindes tätig.

Auch die inneren Organe des Kindes sind nach der Geburt erst keimhaft veranlagt und müssen in den ersten sieben bis acht Jahren zu einem tragfähigen Organismus, das heißt zu einer gesunden physischen Grundlage ausgestaltet werden, damit sich später das Seelisch-Geistige daraus frei entfalten kann.

Wie jede Reifung braucht auch diese ihre Zeit und Ruhe. Lassen wir den Kindern diese, ihre Entwicklungszeit, damit sich ihre Organe zu einer stützend tragenden Grundlage für die Willenskräfte ausbilden können. Helfen wir also den Kindern, dass ihr Leib Diener ihrer geistig-seelischen Entwicklung werden kann.

Später findet Wachstum statt, aber dieses Wachstum geschieht in aller Folgezeit auf Grund der Formen, die sich bis zu der angegebenen Zeit herausgebildet haben.
Rudolf Steiner [1]

Beim Neugeborenen ist das Haupt – der Sitz des Nerven-Sinnes-Pols – am weitesten entwickelt, schon sichtbar an seiner Größe. Seine seelische Betätigung hingegen schläft noch weitgehend. Im unteren Pol – dem Stoffwechsel-Gliedmaßensystem – ist es genau umgekehrt. Das kleine Wesen zeigt eine rege Willenstätigkeit, seine Gliedmaßen sind in ständiger Bewegung, doch die Organe sind erst keimhaft veranlagt, noch im Aufbau begriffen.

Das Bewusstsein der Seele erwacht langsam an den Tasteindrücken der Nerven, die über die ganze Haut verteilt sind. Es erwacht an den Wahrnehmungen von Wärme und Kälte, den Tönen der Musik, der Sprache, am Geschmack der Nahrung, an den Farben der unmittelbaren Umgebung, an der leichteren oder schwereren Verdaulichkeit der Speisen sowie an der Liebe oder Lieblosigkeit der Menschen in seiner Nähe. Wie wichtig ist es da doch in der heutigen reizüberfluteten Zeit, die Kinder wenigstens in den ersten Jahren vor einem Zuviel an Sinneseindrücken zu bewahren, zu schützen. Sie sind ja noch ganz Sinnesorgan; der ganze Körper ist noch fähig, Sinnesreize aufzunehmen. Der Säugling an der Mutterbrust schmeckt mit seinem ganzen Leib bis in die Zehenspitzen hinunter!

Das kleine Kind kann aber den auf es eindringenden Sinnes-Ein-Drücken noch nichts Eigenes entgegenstellen. Es kann sich nicht dagegen wehren wie wir Erwachsene, weil das Seelische noch ganz an das Leibliche gebunden ist. Es tritt der Welt völlig offen und vertrauensvoll entgegen, ungeachtet seiner leichten

Verletzlichkeit. Dieses unsagbare Vertrauen dürfen wir niemals missbrauchen! Hülle und Schutz geben heißt aber nicht, die Kinder vor Negativerfahrungen zu bewahren. Diese sind von großer Wichtigkeit zur Ausbildung sozialer Fähigkeiten.

Als eine Kraft aus dem Vorgeburtlichen bringt das Kind die Fähigkeit der Nachahmung mit. Was es in seiner nächsten Umgebung an Bewegungen, Stimmungen und Gedanken wahrnimmt, versucht es ganz unbewusst nachzuahmen. Dieser innere Impuls des Imitierens wirkt direkt auf die Ausformung der Leiblichkeit.

Was bedeutet es für uns Erzieher, wenn das Kind jede Geste und innere Regung der Umgebung in sich aufnimmt? Stellt dies nicht eine ungeheure Anforderung an uns? Eine Herausforderung möglichst alles in Ruhe und mit innerer Zuwendung zu tun? Das wäre wohl das Ideal, das wir nie erreichen werden, aber wir können versuchen es anzustreben. Wie bei aller Erziehung wirkt das Ringen, die Bemühung darum – wenn wir uns auf den Weg begeben zum Ideal hin.

Das Kleinkind nimmt also, wie gesagt, alles unbewusst auf, was es in seiner Umgebung erlebt, so auch unseren Umgang mit den Mitmenschen. Bemühen wir uns, ihnen zuzuhören und Interesse entgegen zu bringen? Versuchen wir die Natur mit ihren Pflanzen und Tieren in ihrer Gesetzmäßigkeit zu verstehen und zu belauschen? Hierin liegt eine Möglichkeit, in unseren Kindern Ehrfurchtskräfte und soziale Fähigkeiten zu entwickeln. Ehrfurcht vor den Lebens- und Wachstumskräften ist ein positiver Eindruck (ein Ein-Druck), der sich tief in die physische Leiblichkeit des kleinen Kindes einprägt. Im späteren Leben kann daraus ein Verantwortungsbewusstsein allem Lebendigen gegenüber erwachsen.

Ernährung in den verschiedenen Altersstufen

Menschwerden ist eine Kunst.
Novalis

Der Mensch, gegliedert in Leib, Seele und Geist, hat auch ein dreifaches Ernährungsbedürfnis. Schematisch kann man sagen: Der Leib hat als physische Grundlage die Stoffwechselorgane und Gliedmaßen und wird über die Verdauung ernährt. Die Seele hat als physische Grundlage die rhythmischen Organe Herz und Lunge und ernährt sich über die Atmung. Das Ich hat als physische Grundlage das Haupt mit dem Nervensystem und den Sinnesorganen und ernährt sich von den Sinneseindrücken. Also auch Sinneseindrücke haben nährenden Charakter. Doch die verschiedenen Organe benötigen auch substanzielle Nährstoffe. Durch die Ernährung erhalten wir die Funktionstüchtigkeit unserer Leibesorganisation.

Muttermilchernährung

Die Ansicht, dass die Muttermilchernährung das Idealste ist für das Neugeborene, teilen wohl alle mit mir. Die Geborgenheit an der Mutterbrust vermag Liebeskräfte für das gesamte spätere Leben zu entfalten. Dazu kommen die optimale Versorgung mit Nährstoffen und Lebenskräften, die Immunwirkung gegen Krankheiten während der ersten Lebensmonate und das Saugen als die beste Hilfe für den sich ausbildenden Kiefer, um nur einige Vorteile zu nennen. Ich möchte nicht näher auf dieses wichtige Thema eingehen, sondern verweise auf die vielfältige Fachliteratur (siehe z. B. [3], [5] und [7] der Literaturliste).

Rudolf Steiner weist darauf hin, dass die Muttermilch die ideale Ernährung sei, um den Nerven-Sinnespol, der noch weitgehend schläft, mit dem wachen Willenspol, dem Stoffwechselgliedmaßensystem, zu verbinden. Die Muttermilch sei so umfangreich vorbereitet, dass ihre Kräfte vom Stoffwechselsystem zum Haupt hinaufströmen und dort Seelenkräfte anregen, die Sinne zu wecken vermöge. Erst wenn das Kind über die Sinne ansprechbar werde, könne die natürliche Erziehung – über die Muttermilch – ersetzt werden durch die seelische Erziehung – über das Tun und Sprechen (siehe hierzu [2] der Literaturliste).

Bei den Kindern, die nicht gestillt werden können, aus welchen Gründen auch immer, muss äußerst sorgfältig abgeklärt werden, welche Art von Milch ihnen am besten zuträglich ist (siehe hierzu [3] der Literaturliste).

Erste irdische Nahrung – «Lasst uns Zeit!»

Nach der Stillzeit folgt das behutsame Näherbringen unserer irdischen Kost, was für die Verdauungsorgane eine ungeheure Herausforderung bedeutet. Wie bereits erwähnt, sind die Organe erst keimhaft veranlagt, noch längst nicht fertig ausgestaltet. Besonders diese Tatsache gilt es uns Erziehern immer wieder bewusst zu machen. Das Kind braucht **sieben** Jahre, um seinen individuellen Leib aufzubauen – lassen wir ihm diese Zeit!

Das Sich-Hineinschmecken in den Zusammenhang des Irdischen, bis hin zum Salz der Erde, ist ein langsamer Prozess, will man gesundheitliche Schäden vermeiden.
Juliane Endlich [10]

Gemeint sind Schäden, die unter Umständen erst in der Lebensmitte oder noch später auftreten. Deshalb spricht Ute Recht vom «Frosch-Syndrom» (siehe Seite 65 und [9] der Literaturliste).

Wir fangen also mit kleinsten Mengen an, damit der Organismus Zeit hat zu lernen, um täglich kräftiger zu werden. Auch zu viel Abwechslung ist eine Überforderung für den kindlichen Organismus (siehe hierzu [4] der Literaturliste). Rhythmus und Wiederholung sind die wichtigsten Lehrmeister dieses Alters.

Rhythmus

Rhythmus spart Kraft.
Volksweisheit

Über den Rhythmus und die Wiederholung lernt das Kind Gewohnheiten am leichtesten. Auch der Stoffwechsel lernt durch Rhythmus – und das ist von großer Bedeutung für die Verdauung.

Einerseits haben wird die körpereigenen Rhythmen der verschiedenen Organe, andererseits die äußeren Rhythmen des Kosmos. Die ganze Welt ist geprägt von Rhythmen, die nachhaltig unseren Alltag prägen. Tag und Nacht, Sommer und Winter, Ebbe und Flut sind wohl die Augenfälligsten davon. Der Jahresrhythmus ergibt sich durch den Gang der Sonne durch den Tierkreis; durch die Ekliptik ergeben sich in unseren Breitengraden die vier Jahreszeiten.

Das Kind lernt über alle seine Sinne, sich in den Jahreskreislauf einzuleben: Über Düfte, Aromen, Farben, Lichtqualitäten, Kälte, Wärme, Feuchte usw., die jedes Jahr zu einer bestimmten Zeit erneut in Erscheinung treten. Indem wir diese Rhythmen unterstützen, z. B. durch saisongemäßes Kochen, kann sich das Kind bis in seine Leiblichkeit hinein mit den Jahreszeiten verbinden. So werden von Anfang an Ess- und Ernährungsgewohnheiten veranlagt, die im späteren Leben nur noch mühsam errungen werden könnten.

Ein selbstverständlicher, fester rhythmischer Tagesablauf gibt den Kindern Sicherheit und Halt sich in der sie umgebenden Welt zurecht zu finden. Das Kind braucht die Wiederholung – immer wieder das Gleiche! Kann es Vertrautem (d. h. Bekanntem) begegnen, fühlt es Geborgenheit und das ist, was es in diesem Alter braucht. Dies gilt für alles, was das Kind umgibt, ganz speziell auch für die Ernährung.

Die inneren Rhythmen des Menschen, d. h. diejenigen der inneren Organe, richten sich ebenfalls nach kosmischen Gesetzen. Diese Tatsache sollten wir nie aus dem Bewusstsein verlieren. Die Organtätigkeit richtet sich **nicht** nach der Nahrungsaufnahme, sondern hat ihren festen Eigenrhythmus, bestimmt durch den Tag-Nacht-Rhythmus der Erde. Richten wir die Essenszeiten und Essgewohnheiten danach, unterstützen wir die Verdauungs- sowie die Organtätigkeit in positivem Sinne.

An dieser Stelle möchte ich kurz auf die Unsitte aufmerksam machen, immer rund um die Uhr etwas griffbereit zu haben, um es bei der kleinsten Regung oder Unstimmigkeit dem Kind in den Mund zu stecken. Da anerziehen wir ihm bereits ein leichtes

Suchtverhalten und zusätzlich kommt die ungesunde Situation, dass die Verdauungsorgane nie zur Ruhe kommen können.

Diese anerzogene Gewohnheit vom ständig Befriedigtwerden über den Gaumen wirft auch ein Licht auf das vermehrt auftretende Problem des Übergewichtes im Kleinkindalter. Dieses ist nicht nur abhängig davon, was die Kinder zu essen bekommen, sondern auch wann, wie oft und aus welchen Motiven (Unruhe, Unzufriedenheit, Frust, Ablenkungsmanöver, seelische Not usw.). Muss der Organismus rund um die Uhr Verdauungsarbeit leisten, ist es schwer für ihn in ein Gleichgewicht von Auf- und Abbau zu finden. Entwicklung aber braucht Ruhe!

Wie wichtig auch hier – wie letztlich überall – das gute Vorbild des Erwachsenen ist, sei an dieser Stelle nur nochmals ins Gedächtnis gerufen.

So wie wir das Kind noch nicht alleine dem Straßenverkehr überlassen, so braucht es auch noch unsere Hilfe bei der Auswahl der Speisen. **Wir** wählen für das Kind, für seine ganz individuelle Entwicklungsphase, das Richtige aus! Diese Hilfestellung brauchen die Kinder der heutigen, medienüberfluteten Zeit mehr denn je – aber es braucht ungeheuer Kraft, Mut und Durchhaltewillen von uns Erziehern. Mut, den als richtig erkannten Weg auch bewusst weiterzuschreiten und durchzutragen, ungeachtet der vielen anders lautenden Meinungen und Empfehlungen um uns herum. Die Kinder werden es uns im Lauf ihres Lebens durch Tatkraft, Durchhaltevermögen und Gesundheit danken.

Vielerorts richtet sich der Kochplan nach den Wochentagen bzw. nach den Planeten und der ihnen zugeschriebenen Getreideart. Der sich daraus ergebende Wochenrhythmus mit täglich einem anderen Getreide ist für das Kind im ersten Jahrsiebt eine Überforderung (siehe «Einführung der Lebensmittel», Seite 24 f.).

Stellen wir einen Menüplan aus Gerichten zusammen, die dem kleinen Kind bekömmlich sind, lässt sich dieser z. B. durch Getreide-Wasser (siehe Getränke, Seite 28) ergänzen, um diesen Kräfteimpuls zu vermitteln. Wir behalten wöchentlich dieselbe Reihenfolge über eine längere Zeit bei, z. B. jeweils eine Jahreszeit hindurch.

Je nachdem, ob wir die Kinder den ganzen Tag oder nur stundenweise, täglich oder nur 1- bis 2-mal wöchentlich zu betreuen haben, werden wir einen geeigneten Essrhythmus finden müssen, um möglichst allen Kindern mit ihren unterschiedlichen Bedürfnissen gerecht zu werden. Es wird auch vom Zeitpunkt ihres Eintreffens abhängen, ob wir den Tag mit einem Frühstück beginnen oder erst zwischen 9 bis 10 Uhr eine leichte Zwischenmahlzeit anbieten. Wichtig ist nur, dass wir uns an diesen gefundenen Rhythmus halten. Dies vermittelt den Kindern Sicherheit und Geborgenheit.

Je kleiner die Kinder sind und je öfter sie zu uns kommen dürfen, desto mehr Möglichkeiten ergeben sich uns, heilend wirken zu können. Besonders bei den häufig schon in frühester Kindheit auftretenden Allergien wirken ein gleichbleibender Tagesrhythmus und einfachste, aber qualitativ hochstehende Nahrung gesundend auf den gesamten kindlichen Organismus.

Ein weiterer Rhythmus, der genauso eingeplant sein muss wie die Mahlzeiten, ist das anschließende Zähneputzen. Nehmen wir Erwachsene diese Aufgabe ernst und bemühen uns, den Kindern von klein auf nach jeder Mahlzeit die Zähne zu putzen, wird es den Kindern zum Bedürfnis und eine wichtige Gewohnheit entsteht.

Verdauung

Die einzelnen Bestandteile der Lebensmittel werden ... in ganz bestimmter Weise von den Lebenskräften oder den Kräften der Seele oder des Ich's ergriffen und als Werkzeug für ihre Aufbauarbeit im Kindeskörper benutzt.
Wilhelm Zurlinden [5]

Verdauung besteht in der Überwindung der natürlichen Kräfte der Lebensmittel. Unser Körper ernährt sich von den Stoffen, die verdaut werden können. Und verdaut werden kann nur, was der Organismus kennt. Für dieses Kennen lernen benötigt das Kind viel Zeit.

Das Verdauungssystem schützt das eigene Selbst vor fremdem Leben, das den eigenen Organismus verfremden würde.
Otto Wolf [6]

Die Vorfreude auf eine Speise wirkt sich positiv auf die Verdauung aus. Läuft uns das Wasser im Munde zusammen, beginnt bereits die Verdauungstätigkeit. Das Gegessene wird im Mund mit Ptyalin eingespeichelt. Die so vorbereitete Nahrung rutscht nun als Brei durch die Speiseröhre in den Magen, wo sie von Pepsin ein zweites Mal eingespeichelt wird. Für uns Erwachsene geschieht das bereits im Unbewussten; wir schmecken nicht mehr, was sich im Magen bildet. Rudolf Steiner macht darauf aufmerksam, dass sich beim kleinen Kind sehr wohl noch Geschmack im Magen entwickelt. Es stellt sich die Frage, ob das vielleicht in einem Zusammenhang mit der Nahrungsverweigerung von so vielen Kindern steht?

Die Bauchspeicheldrüse, die direkt hinter dem Magen liegt, sondert wiederum eine Art Speichel ab, das Trypsin, und als Letztes sondert die Leber die Galle ab. Erst nach diesem viermaligen Einspeicheln geht der Speisebrei durch die Darmwände in die Lymphröhren und von da ins Blut.

Freude und Lust sind die Kräfte, welche die physischen Formen der Organe in der richtigsten Art herauslocken.
Rudolf Steiner [1]

Der Genuss ist ein wichtiges seelisches Empfinden. Dieses Erlebnis erfordert aber durch unseren Willen eine Begrenzung, damit wir uns nicht verlieren. Das kleine Kind, das ja seinen Willen noch nicht bewusst einsetzen kann, braucht nun ganz stark unsere Hilfe und unser Vorbild. Bewusste Ernährung ist ein Willenstraining. Auch hier können schon früh beim Kind gute Gewohnheiten veranlagt werden.

Die Kinder der heutigen Zeit sind so mannigfaltigen schädlichen Einflüssen ausgesetzt, dass, wo immer möglich, wir diesen bewusst entgegenwirken müssen und wir sie nicht auch noch durch die Ernährung überfordern sollten. Ganz langsam bringen wir Getreideprodukte an sie heran und steigern langsam über längere Zeiträume vom Mehl über Thermo-Grütze (Kornfix) und Schrot zum ganzen Korn (siehe dazu [4] der Literaturliste oder die Tabelle auf Seite 24 f.).

Verdauung bedeutet Aktivierung körpereigener Funktionen.

Doch nicht alle Stoffe können diese Impulsierung hervorrufen. Es benötigt lebendige Stoffe – Nährstoffe mit Lebenskräften darin. Nur ein **Leben**smittel vermag Leben zu erhalten, weil es selbst noch Leben (Lebenskräfte) enthält, weil es Lebens-Träger ist.

Daraus ergibt sich, dass die beste Lebensmittelqualität gerade gut genug ist für das kleine Kind (so u. a. Produkte des Demeter-Verbandes). Ist es nicht eine typische Zeiterscheinung, dass heute fast nur von Nahrungsmitteln gesprochen wird anstatt von Lebensmitteln?

Sind Kinder müde oder gar erschöpft, können sie nicht mehr richtig verdauen. Da hilft ein Apfel als Vorspeise – z. B. auf dem Heimweg vom Kindergarten – das hebt den Blutzuckerspiegel wieder leicht an. Sitzen wir dann am liebevoll gedeckten Tisch und können in Ruhe und in guter Stimmung das Mahl einnehmen, beeinflusst dies wiederum positiv die Verdauung. Versuchen wir doch dem Kinde zu liebe unsere Alltagssorgen und -probleme oder das Anhören von Nachrichten auf einen besseren Zeitpunkt zu verschieben. Vielleicht können wir uns innerlich mit einem Tischgebet verbinden und dann dieses jeweils vor der Mahlzeit sprechen oder wir zünden eine Kerze an. Die Kinder lieben solche Momente von Andacht und auch für uns bedeutet es ein kurzes Innehalten und Besinnen. Solche Augenblicke der Hinwendung lassen im Kinde Ehrfurchtskräfte aufkeimen.

Lebensmittelqualität und Anbaumethoden

Der Reifen des Rades wird gehalten von den Speichen,
Aber das Leere zwischen ihnen ist das Sinnvolle
beim Gebrauch.
Aus dem nassen Ton formt man Gefäße,
Aber das Leere in ihnen ermöglicht das Füllen der Krüge.
Aus Holz zimmert man Türen und Fenster,
Aber das Leere in ihnen macht das Haus bewohnbar.
So ist das Sichtbare zwar von Nutzen,
Doch das Wesentliche bleibt unsichtbar.
Laotse

Es gibt verschiedene Anbaumethoden in der Landwirtschaft:
- Die konventionelle mit Mineraldüngung und Schädlingsbekämpfungsmitteln.
- Die biologisch-ökologische Anbaumethode mit organischen Düngern und wenigen anderen erlaubten Düngemitteln (Bio / Knospe. Knospe ist der Schutzname für Produkte aus Bio-Anbau in der Schweiz; EU-Öko in den EU-Ländern).
- Die biologisch-dynamische Wirtschaftsweise, wo neben dem hofeigenen Dünger (biologisch) noch speziell hergestellte, pflanzliche Präparate (dynamisch) zum Einsatz kommen (Demeter ist der Schutzname für Produkte der biologisch-dynamischen Wirtschaftsweise).

Die Pflanze erhält ihre Kraft aus der Erde, dem lebendigen Humus. Dieser wird durch die Mineraldüngung nicht belebt. Sie regt die Pflanze lediglich zu massiger Stoffbildung und schnellem Wachstum an. Die daraus sich entwickelnde, kompakte

Pflanzensubstanz kann von der Sonnenwärme und dem Licht nicht vollständig durchdrungen werden und dadurch kann es nicht zu einer vollendeten Ausreifung kommen. Ein unausgereiftes Eiweiß aber hat eine minderwertige Qualität. Dies kann zu schlechter Haltbarkeit und schwachem Aroma führen. Ein unausgereiftes Eiweiß kann im menschlichen Organismus kaum eine ausreichende Bildung der Eiweiß-Strukturen anregen. Das kann sich besonders in der Aufbauphase der Entwicklung des kleinen Kindes hemmend auswirken (siehe auch [7] der Literaturliste).

Getreide aus konventionellem Anbau können im ganzen Korn Rückstände von Kunstdünger und Herbiziden, in den Randschichten zusätzlich noch Rückstände von Antischimmelmitteln enthalten.

In der biologisch-dynamischen Landwirtschaft werden Dünger aus der belebten Natur des Pflanzen- und Tierreiches verwendet, die als Humus in den Kreislauf zurückgeführt werden. Die biologisch-dynamischen Präparate verbinden die pflanzliche und tierische (seelische) Ebene miteinander und bewirken, dass die irdischen und kosmischen Kräfte durch die Stoffe der Erde wirksam werden können. Der Landwirt strebt aus Einsicht nach einer Gesundung der Umwelt, um dadurch eine lebendige, dem Menschen gemäße Nahrung zu erzeugen. Durch eine schonende Weiterverarbeitung versucht man zu erreichen, dass die Endprodukte möglichst keine oder nur geringe Qualitätseinbußen erleiden (siehe hierzu auch [8] der Literaturliste).

Die Nährstoffe

Die Materie hat ihre Geheimnisse. Äußerlich gesehen sagt man heute von der Materie, sie sei entweder ein Kristall oder sie zerstäube und dann sei sie Elektromagnetismus. Man sieht aber nicht, dass die Materie ihre Innenseite überhaupt erst dort offenbart, wo sie in einem menschlichen Leibe ankommt; gerade nicht draußen bei den Pflanzen, Tieren und Mineralien, sondern erst in einem Menschenleib. Dort im menschlichen Leibe offenbart sie ihr eigentliches Wesen, nämlich die Fähigkeit, Kristallkräfte zu entwickeln, d. h. zu spiegeln, sodass das menschliche Bewusstsein entstehen kann, und andererseits verwandlungsfähig zu sein, hineingenommen werden zu können in einen Menschenleib und wieder abgeschieden zu werden von diesem Menschenleib.

Friedrich Benesch [11]

Aus den Kräften der Nährstoffe bauen die Lebenskräfte (Bildekräfte) des Menschen die körpereigenen Stoffe auf.

Die Nähr- oder Inhaltsstoffe der Lebensmittel können in vier Gruppen eingeteilt werden:

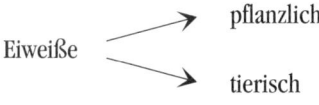

Eiweiße → pflanzlich
→ tierisch

Fette

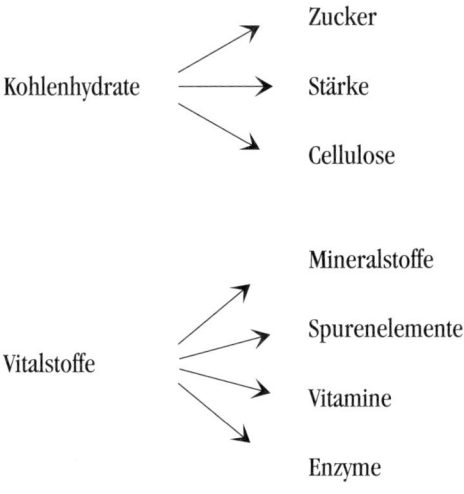

Kohlenhydrate → Zucker
→ Stärke
→ Cellulose

Vitalstoffe → Mineralstoffe
→ Spurenelemente
→ Vitamine
→ Enzyme

In jedem natürlichen, gesund gewachsenen Lebensmittel kommen alle Nährstoffe vor.

Eiweiß

Das Eiweiß wird unterschieden in pflanzliches und tierisches Eiweiß.

Nicht nur Mensch und Tier bauen sich aus Eiweiß auf, sondern alle Lebensstrukturen beruhen auf Eiweißverbindungen. Jedes seelisch begabte Wesen hat also sein ureigenes Eiweiß, so wie jeder Mensch seinen ureigenen Fingerabdruck hat.

Das pflanzliche Blatt-Eiweiß ist ein hochwertiges, dynamisches Eiweiß, das die Aufbaukräfte impulsiert.

Das tierische Eiweiß ist träger, irdischer, dafür leichter verdaulich, weil es sozusagen schon vom Tier vorgeformt ist. Die Milch bildet da eine Ausnahme.

Milch nährt den Menschen
ohne ihn an die Erde zu fesseln.
Rudolf Steiner [2]

Das kleine Kind ist in seiner Entwicklungsphase auf hochwertiges, dynamisches Eiweiß zur Aktivierung des Aufbaus eines kräftigen, gesunden Eiweißgerüstes der Organe angewiesen. Durch die Mineralstoff-Düngung erhalten wir minderwertiges Eiweiß, was trotz Überfluss in der heutigen Zeit zu Mangelerscheinungen führen kann.

Bei der Zubereitung der Speisen müssen wir bedenken, dass durch den Kochprozess, z. B. der Milch, das Milcheiweiß teilweise zerstört und damit schwerer verdaulich wird.

Fette

Die Fette als Nahrungssubstanz dienen dem Wärmeprozess. Die Stoffwechselaktivität der Fette wird durch die Fettsäuren bestimmt. Aktive, ungesättigte Fettsäuren dynamisieren den Fettstoffwechsel und damit den Wärmeorganismus.

Die Butter nimmt eine Mittelstellung zwischen den pflanzlichen und tierischen Fetten ein. Sie hat kurz- und mittelkettige Fettsäuren, die einen vereinfachten Stoffwechselweg haben. Von

daher ist sie **das** ideale Fett, doch muss sehr auf eine gute Qualität geachtet werden. Milchfett (Sahne und Butter) ist das am leichtesten verdauliche Fett.

Das grüne Blatt ist das Organ der Pflanze,
in dem das Fett entsteht.
Rudolf Steiner [2]

Durch die Aufnahme des grünen Blattes geschieht eine Anregung der Fettprozesse und damit des Wärmeorganismus. Wille braucht Wärme, um sich manifestieren zu können. Die Fette dienen auch als Träger der fettlöslichen Vitamine A, D, E und K.

Kohlenhydrate

Das Geistige braucht eine Substanz, um sich im Leibe
verwirklichen zu können. Das Medium, in dem das
geschieht, ist der Zucker im Blut und die Wärme.
Rudolf Steiner [2]

Wir können die Kohlenhydrate einteilen in:
* Zucker   (leicht verdaulich)
* Stärke   (schwer verdaulich)
* Cellulose   (Ballaststoff, unverdaulich)

Im Menschen ist der Zucker in Form von Blutzucker vorhanden und nötig für unser Bewusstsein, um Bewusstsein entfalten zu können.

Für das kleine Kind ist es besonders wichtig, dass sein Organismus von allem Anfang an lernt – lernen darf! –, seinen eigenen (Blut-)Zucker herzustellen. Später muss es ja einmal im Brot die Stärke verdauen können.

Der Säugling lernt in der Muttermilch den Milchzucker kennen, eine leicht verdauliche Zuckerart. Im Laufe der Zeit wird das Kind auch schwerer verdauliche Kohlenhydrate kennen lernen, bis es die Fähigkeit besitzt, Stärke zu verdauen, d. h. aus Stärke selbst Trauben- und Fruchtzucker herzustellen.

Wir sollten nach Möglichkeit nie isolierten Zucker verabreichen, sondern ihn immer in seinem natürlichen Zusammenhang belassen. Geben wir isolierten Zucker, so heißt das für den Organismus, dass er sich nicht anzustrengen braucht, und das bedeutet immer Schwächung. Wenn wir unsere Muskeln nicht gebrauchten, würden sie auch erlahmen. Isolierter Zuckergenuss vermittelt umgehend ein stärkeres Selbstbewusstsein. Dieses entsteht aber nicht durch eigene, innere Tätigkeit. Die Folge davon ist eine Schwächung der Seelenkräfte. (Weiterführende Lektüre zu diesem Thema siehe [9] der Literaturliste.)

Der Organismus muss sich seinen Zucker selbst bilden aus dem organischen Verband, sonst verlernt er die Eigenherstellung und daraus folgt ein sich wiederholendes Verlangen nach Süßem, was bis hin zur Sucht führen kann. Sucht bedeutet eine Schwächung des eigenständigen Ich-Wesens. Hier können wir als Erzieher in frühen Jahren schon Weichen gegen ein späteres Suchtverhalten stellen.

Zusätzlich kommt es durch den (isolierten) Zuckergenuss zu einem Mineralstoffmangel. Belassen wir aber den Zucker in seinem natürlichen Verband, stehen die Vitamine und Mineralstoffe zur Verfügung, die für die Verdauung benötigt werden.

Ansonsten werden sie dem Organismus entzogen und es kommt zum genannten Mineralstoffmangel. Das Vollkorn enthält z. B. das Vitamin B1, das für den Zuckerstoffwechsel in Muskulatur und Nervensystem benötigt wird. So weisheitsvoll ist die Natur eingerichtet.

Unsere Kinder benötigen nicht immer alles gesüßt. Wir verderben ihnen damit lediglich ihren gesunden Geschmackssinn. Es lohnt sich, einmal an sich selbst einen Versuch zu machen und über ein paar Wochen (so lange braucht es für unsere abgestumpften Geschmacksnerven schon) keinerlei Zucker zu sich zu nehmen. Erstens stellen wir fest, wie wenige Produkte es ohne Zuckerzusatz gibt und zweitens erleben wir, wie abstoßend süß nachher alles schmeckt.

Ein verstärktes Süßigkeitsbedürfnis bei unseren Kindern erfordert von uns ein einfühlsames Hinhören und ein selbstkritisches Abwägen, ob nicht eine intellektuelle Überforderung, Liebesmangel oder seelische Einsamkeit die eigentliche Ursache ist. Das kennen wir doch nur allzu gut von uns selbst – denn wann greifen wir zur Schokolade?

An einer Blutzuckerkurve (Diagramm, Seite 19) sei noch die Wirkung von einem Vollwert-Frühstück im Vergleich zu einem Frühstück mit Weißbrot und zuckerhaltigem Getränk und Brotaufstrich veranschaulicht.

Dem zu schnellen Anstieg des Blutzuckers folgt das allzu schnelle Absinken – bis in die Unterzuckerung, was müde und missgestimmt macht und die Konzentrationsfähigkeit sinken lässt. Also verlangt das Kind wieder nach Zucker (siehe hierzu [7] der Literaturliste).

Verlauf der Blutzuckerkurve – in Abständen von 45 Minuten gemessen.

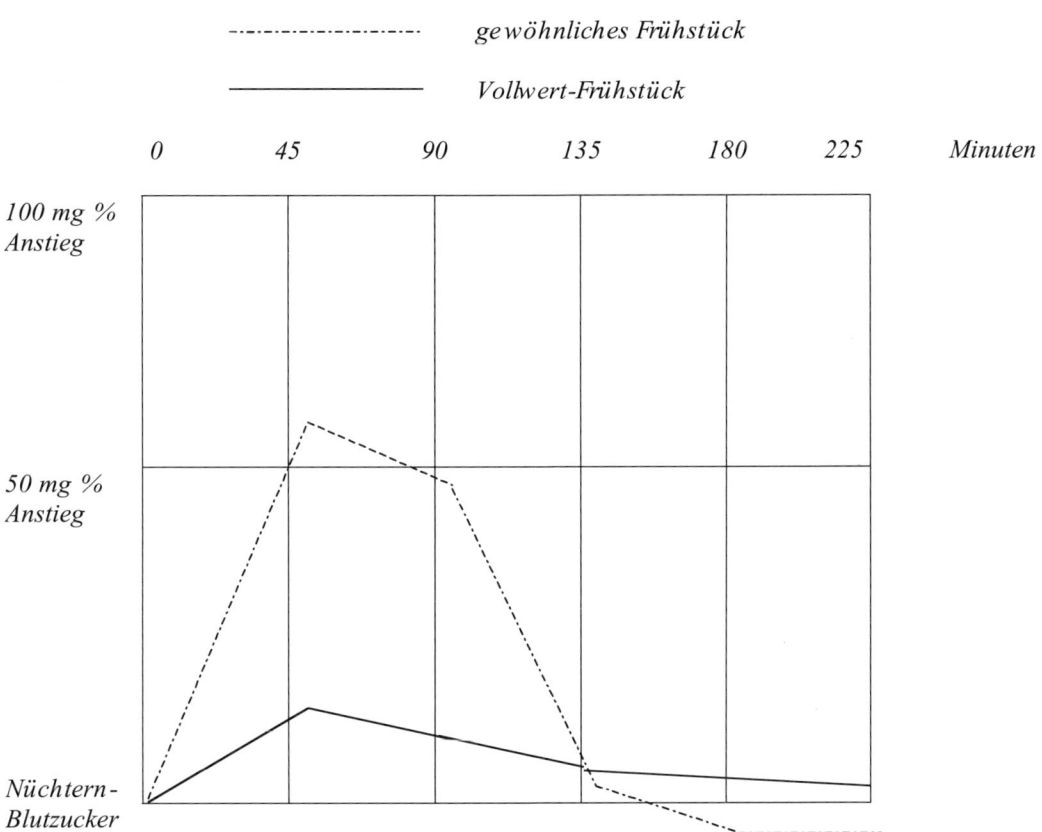

Nach Werner Kollath: *Getreide und Mensch.* Bad Homburg 1964.

Vitalstoffe

Zu den Vitalstoffen zählt man:

- Mineralstoffe
- Spurenelemente
- Vitamine
- Enzyme

Die Vitalstoffe haben unter anderem die Aufgabe, ein Gleichgewicht zwischen Basischem und Saurem zu schaffen.

Gleichgewicht bedeutet Gesundheit.

Sofern genügend Mineralstoffe zur Verfügung stehen, können sie manche Schadstoffe neutralisieren. Sie sind auch Stütze für den Knochenbau und das Gewebe. Von der künstlichen Zufuhr von Mineralstoffen wird abgeraten, da dies verhärtend wirken kann.

Man hat früher die Wichtigkeit der Vitalstoffe bei weitem unterschätzt. Heute ist man sich einig, dass es wichtige, lebenserhaltende Wirkstoffe sind.

Vitamine sind Träger von Lebensprozessen.

Wichtig ist auch zu erwähnen, dass z. B. künstliche Vitamine in ihrem chemischen Aufbau identisch sind mit den natürlichen, doch ihre Wirkungsweise ist voneinander verschieden.

Zusatzstoffe

Es scheint mir auch ganz wichtig zu sein, einen kurzen Moment bei den so genannten Zusatzstoffen zu verweilen. Sie sind nicht in den natürlichen Nahrungsstoffen enthalten, sondern werden von Menschenhand künstlich hergestellt und zugesetzt. Es gibt bereits tausende von ihnen. Wieso es dazu kam ist klar: Die Lebensmittel werden der Technik angepasst! Der umgekehrte Weg wäre wohl der richtigere! Zusatzstoffe sind chemische Substanzen mit ganz speziellen Wirkstoffen, die gezielt eingesetzt werden, um z. B. die Prozesse des Lebendigen zu einem Stillstand zu bringen. So wird der Alterungsprozess unterbunden und hinausgezögert oder man gibt intensive Aromen und Farben zu, weil durch die chemische Düngung diese gar nicht mehr zur Ausreifung kommen können.

So genannte natürliche Aromen (von Mikroorganismen) und künstliche Aromen machen uns konsumabhängig, da der menschliche Organismus mit seiner unendlichen Anpassungsfähigkeit sich nur allzu schnell an diese überstarken Sinnesreize gewöhnt und die dadurch abgestumpften Sinnesorgane nach immer stärkeren Reizen verlangen. Vom chemischen (molekularen) Aufbau her sind sie zwar identisch mit den natürlichen Aromen, ihre Wirkungsweise ist aber verschieden.

Die Zusatzstoffe beeinträchtigen unsere Lebenskräfte – statt impulsiert zu werden, bleiben sie unterfordert. Daher sollte man sie vermeiden (siehe hierzu [9] der Literaturliste).

Tischsprüche

Erde, die uns dies gebracht,
Sonne, die es Reif gemacht:
Liebe Sonne, liebe Erde,
euer nie vergessen werde!

Christian Morgenstern

Das Brot vom Korn,
das Korn vom Licht,
das Licht aus Gottes Angesicht.
Die Frucht der Erde
aus Gottes Schein
lass Licht auch werden
im Herzen mein.

Martin Tittmann

Es keimen die Pflanzen in der Erdennacht,
Es sprossen die Kräuter durch der Luft Gewalt,
Es reifen die Früchte durch der Sonne Macht.

So keimet die Seele in des Herzens Schrein,
So sprosset des Geistes Macht im Licht der Welt,
So reifet des Menschen Kraft in Gottes Schein.

Rudolf Steiner

Es keimen die Wurzeln in der Erdennacht,
Es sprossen die Blätter durch der Luft Gewalt,
Es reifen die Früchte durch der Sonne Macht.

So keimet die Seele in des Herzens Schrein,
So sprosset des Menschen Geist im Licht der Welt,
So reifet des Menschen Kraft in Gottes Schein.

Und Wurzel und Blatt und der Früchte Segen,
Sie halten des Menschen Erdenleben;
Und Seele und Geist und Kraftbewegen,
Sie mögen sich dankend zu Gott erheben.

*Diese Variante soll Rudolf Steiner an Miss
F. M. Cross gegeben haben (Weihnacht 1923).*

Bei jedem Bissen Brot,
denk an der Sonne Rot,
die Korn auf Körnlein hat erwärmt
und wachsen ließ aus Liebe.

Bei jedem Bissen Brot
denk an des Bruders Not,
der einsam sich am Hunger härmt.
O du, den Gottes Segen wärmt –
geh, gib ihm – Brot und Liebe!

Herbert Hahn

Erdenspeise, Erdenbrot,
unserm Leibe bist du not.
Wenn wir dich mit Freuden essen,
sei der Himmel nicht vergessen,
der in aller Erdenkraft
Wunder wirkt und Leben schafft.

Heinz Ritter

Gemeinsam wollen wir das Mahl beginnen,
mit Danken und mit einer Schau nach innen
und mit der Bitte, dass der Pflanze Wachstumskraft
in uns gewandelt neues Leben schafft.

unbekannter Verfasser

Wir falten unsere Hände
Und danken für die Spende
Der lieben Erde, wo alles wächst,
Dem lieben Regen, der es netzt,
Der lieben Sonne, die's bescheint,
Dem Lieben Gott, der uns vereint.

Johannes Kühn

Erde, die dich fühlt,
Wasser, das dich kühlt,
Luft, die dir fächelt,
Sonne, die dir lächelt –
Sie leben im Zeitenkreise,
Sie wirken in unserer Speise.

Wera Bockemühl

Wurzel aus der Erde Grund,
Mach mich tapfer und gesund.
Blatt und Stängel, Luft und Licht,
Gebt meinem Atem Gleichgewicht.
Blüte und Frucht, gefüllt mit Sonnenhelle,
Dankbar trink ich aus eurer Quelle.

Eva Mees

Jedes Tierlein hat sein Essen,
Jedes Blümlein trinkt von dir,
Hast auch unser nie vergessen –
Lieber Gott, wir danken dir.

L. Mense

Einführung der Lebensmittel

Dr. Petra Kühne

Für Kinder in den ersten 7 Jahren

Alter ab	Nahrungsmittel
5. bis 7. Monat	**erste Beikost** nach Flaschennahrung oder Stillen Möhrensaft **Gemüsebrei** aus einem Gemüse wie Möhren, Pastinaken, Kürbis, Fenchel, Blumenkohl oder Zucchini, gekocht und püriert **Getreide zum Brei**: Reismehl, Hirseflocken, Haferflocken, Buchweizenmehl, alles gekocht und püriert
7. bis 9. Monat	**Milchbrei** (ab 6. Monat): verdünnte Kuh- oder Ziegenmilch, Getreide, Süßungsmittel **milchfreier Abendbrei** *für Allergiker:* Mandelmus, Getreide, Wasser, Süßungsmittel oder Obst **Getreide-Obst-Brei**: aus reifen Früchten wie süßem Apfel, Birne, evtl. Banane Joghurt ab 8. Monat
ab 10. Monat	festere Nahrung, Breie nicht mehr so fein pürieren evtl. Brotschnittchen mit Frischkäse Quark Vollmilch, wenn vertragen
1. Lebensjahr	Brotmahlzeit in kleinen Schnittchen gröbere Nahrung (je nach Schluckvermögen) z. B. Couscous
1 1/2 Jahre	Getreidezubereitungen wie Bulgur, Thermogrütze (Kornfix) Flockenmüsli einweichen, evtl. kurz aufkochen milde Käse
2 Jahre	Milchreis (aus Vollreis), Hirsebrei aus ganzer Hirse
3 Jahre	Hülsenfrüchte Linse, Erbsen, evtl. weiße Bohnen Fleisch (muss nicht, wenn gewünscht)

Das Prinzip der Einführung von Getreide und Gemüse:

Getreide

Getreide ist als Samen einer Pflanze ein schwerer verdauliches Lebensmittel. Daher wird Getreide langsam durch geeignete Zubereitungsverfahren dem Verdauungsvermögen der Kinder angepasst.

Man beginnt mit:

- gekochtem Brei aus gemahlenem Getreide,
- gekochtem Brei aus Flocken,
- gekochter Grütze, gekochtem Brei aus gröberem Schrot,
- rohe, eingeweichte Flocken
  (Handelsware, aus dem Flocker erst später),
- ganze gekochte Körner.

Dabei unterscheidet man die leicht verdaulichen Getreide, wie Reis, Hirse und Hafer, mit denen man beginnen kann, den Getreidearten Dinkel, Weizen, Gerste, die etwas schwerer verdaulich sind, und Roggen und Mais, die größere Verdauungskräfte erfordern. Maisgrieß (Polenta) zählt zu den leichter verdaulichen Getreidearten.

Gemüse

Auch hier unterscheidet man, wie leicht oder schwerer Gemüse für das Kind zu verdauen sind.

Zu den leicht verdaulichen Gemüsearten zählen die Doldenblütler Möhre, Fenchel, Pastinake; die Gurkengewächse Kürbis und Zucchini sowie Rote Bete und einige Kohlarten, wie z. B. Blumenkohl oder Broccoli.

Die Zwiebelgewächse Zwiebel, Porree, Knoblauch sind erst für ältere Kinder (etwa ab 3 Jahren, oft auch noch später) geeignet. Dies gilt auch für die kräftigeren Kohlarten wie Grünkohl, Weißkohl, Wirsingkohl, Rotkohl, obwohl es hier sowohl regional wie auch nach Wunsch und Fähigkeit der Kinder große Unterschiede gibt. Erbsen (Schoten) sind meist im zweiten Lebensjahr verträglich.

Von den Hülsenfrüchten sind die roten Linsen am verträglichsten, gefolgt von den braunen Linsen und Erbsen. Bohnenkerne (weiße Bohnen, Sojabohnen) sind am schwersten zu verdauen und daher erst spät für das Kind zuzubereiten (nach dem 3. Lebensjahr oder später)

Rohkost ist erst im zweiten Lebensjahr in kleiner Menge (Stück Gurke, Kohlrabi, Möhre) oder in kleiner geriebener Menge an Möhren geeignet, wenn das Kind problemlos gröbere Kost kauen und schlucken kann.

Praktischer Teil – Rezepte

Allgemeine Erläuterungen

Falls nicht anders angegeben, gelten die Mengenangaben bei den Rezepten für 4 Personen.

Für Schalen von Zitrusfrüchten und Äpfeln sollten Früchte aus Öko-Anbau verwendet werden.

Agar-Agar

Agar-Agar ist ein Pulver aus indischen Meeresalgen. Es ersetzt die handelsübliche Gelatine, die aus Eiweißbestandteilen entfetteter Tierknochen (BSE!) hergestellt wird.
Agar-Agar bindet 5- bis 6-mal so stark wie Gelatine. Ca. 5 g genügen für 1/2 l Flüssigkeit. Damit Agar-Agar wirkt, muss es nur 1 bis 2 Minuten mit der Flüssigkeit aufgekocht werden. Beim Abkühlen wird es bei ca. 40° C schnell fest.

Bei sauren Früchten wie Zitronen und sehr fettigen Brühen verliert aber Agar-Agar seine Wirkung!
Erhältlich im Naturkostladen (Reformhaus).

Marantamehl / Marantastärke

Marantamehl ist das Mehl der tropischen Pfeilwurzel. Es hat dieselbe Bindefähigkeit wie Kartoffelmehl. Es muss nicht mitgekocht werden. Erhältlich im Naturkostladen (Reformhaus).

Tamari

Echte, fermentierte Flüssigwürze aus Japan für warme Saucen und Gerichte. Erhältlich im Naturkostladen (Reformhaus).

Abkürzungen

l	=	Liter
ml	=	Milliliter
EL	=	Esslöffel
TL	=	Teelöffel
Msp.	=	Messerspitze
Pr.	=	Prise
kg	=	Kilogramm
g	=	Gramm
gem.	=	gemahlen
geh.	=	gehackt
ger.	=	gerieben

Rezepte vom Speisehaus am Goetheanum sind mit (Sph) vermerkt (siehe Einleitung).

Grundsätzliches über die Zubereitung von Getreide

Waschen

Getreide vor dem Darren in einem Sieb gut abspülen.

Ausnahmen:

*   Bulgur, Kornfix (Thermogetreide) und Couscous müssen weder gewaschen noch gedarrt werden, diese haben bereits einen Wärmeprozess durchgemacht und haben dadurch eine kürzere Kochzeit.
*   Vollreis: muss mindestens fünfmal in einer Schüssel gut durchgewaschen werden. Zuletzt abspülen.
*   Hirse: Muss mit kochendem Wasser abgebrüht werden. Im Sieb gut nachspülen.

Einweichzeiten

Für kleine Kinder ist es ratsam, alles immer einzuweichen, auch Flocken und Mehl.

*   Feine Flocken und Mehl   mind. 15 Minuten
*   Grobe Flocken und Vollkornmehl   mind. 25 Minuten
*   Grieß   mind. 30 Minuten
*   Hirse, Hafer, Grütze u. Roggenflocken mind. 1 Stunde
*   Vollreis, Weizen, Gerste u. Roggengrütze mind. 3 Stunden
*   Roggen   max. 10 Stunden

Länger als 10 Stunden sollte nie eingeweicht werden, weil dann der Keimprozess beginnt.

Darren

Das gewaschene Getreide auf kleinster Hitze unter ständigem Rühren 10 Minuten lang darren.

Man kann auch im Ofen auf dem Blech darren, aber die Temperatur sollte nicht höher als 80° C sein.

Quellen

Das gekochte Gericht an der Wärme (Kochkiste, in eine Wolldecke gewickelt oder auf der noch leicht warmen Kochplatte) vollständig gar werden lassen.

Getränke

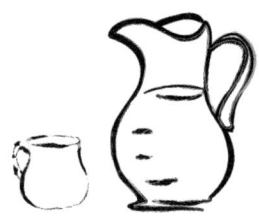

Gedenke der Quelle, wenn du trinkst.
Chinesische Weisheit

Pfefferminztee ist nicht geeignet, da er nicht gleichzeitig mit homöopathischen Arzneimitteln eingenommen werden sollte. Zudem heißt es, dass das Öl der Minze auf die Dauer den Zahnschmelz entkalkt.

Für Kinder empfiehlt es sich keine Teemischung zu verwenden (Sinnes Schulung). So lernen sie die einzelnen Teekräuter zu schmecken. Variiert man von Wochentag zu Wochentag oder von Jahreszeit zu Jahreszeit, erleben die Kinder die jeweilige «Tages- oder Jahreszeitenqualität» durch den Geschmacks- und Geruchssinn.

Der beste Durstlöscher ist immer noch **Quellwasser** oder **kohlensäurefreies Mineralwasser** (natriumarm und mit geringem Mineralstoffgehalt).

Möchte man eher etwas Nahrhaftes, bietet sich das Barley-Water (Gersten-Wasser) an, das auch hervorragend ist bei fieberhaften Erkrankungen. Es lässt sich auch aus anderen Getreidearten herstellen. Wir haben damit die Möglichkeit, auch Kindern, die noch keine Getreide essen sollten, die wertvollen Mineralstoffe zukommen zu lassen.

Je nach Jahreszeit mischt man das Getreidewasser mit unterschiedlichen Säften; serviert es warm oder kalt. Der Fantasie sind keine Grenzen gesetzt.

Grundrezept Barley-Water (Gersten-Wasser)

Es lohnt sich, ein Quantum für mehrere Tage zu kochen; das ungemischte Gerstenwasser hält sich gut über einige Tage im Kühlschrank.

2 l Wasser
ca. 30 g Gerstenkörner
2 Feigen   *mindestens 3, maximal 10 Stunden einweichen. Im Einweichwasser zum Kochen bringen und ganz sachte etwa 1 1/2 Stunden weiterkochen. Zu gleichen Teilen mit*

Apfelsaft (Most)
oder anderem Fruchtsaft   *mischen.*

Möchte man lieber eine Art heißen Punsch daraus herstellen, fügt man vor dem Kochen ein Stück Zitronenschale und Zimtrinde bei (schmeckt ganz besonders mit Zwetschgensaft). Evtl. leicht mit Birnendicksaft süßen.

Apfelschalentee

Frische Apfelschalen	*mit kochendem Wasser übergießen*
	oder
getrocknete Apfelschalen	*etwa 3 bis 5 Min. leicht kochen.*
	Je nach Belieben können auch Gewürze mitgekocht werden: z. B.
Anis	*oder*
Koriander	
Fenchel	
Nelke	
Zimtstange	
Vanilleschote	
Zitronenschale	

Nach Belieben mit Birnendicksaft oder, wenn trinkwarm, mit Honig süßen.

Fencheltee

Wohltuender «Gute-Nacht-Tee».

1 TL Fenchelsamen	*mit*
1 l Wasser	*10 Min. kochen und absieben.*

Evtl. trinkwarm mit Honig süßen.

Zwetschgenpunsch

Für die kalte Jahreszeit.
(Evtl. selbst gesammelte Zwetschgen im Dampfentsafter verarbeiten. Bei ausgereiften Früchten benötigt man es kein Süßungsmittel.)

1 l Wasser	
1 Zitronenscheibe	*5 Min. leicht kochen lassen.*
1 Nelke	
1 Zimtstange	
1 Msp. Muskatnuss	
1 l Zwetschgensaft	*dazugeben.*

Falls nötig mit Birnendicksaft süßen und heiß servieren.

Weihnachts-Festgetränk

7 ml Hagebuttentee	*5 Min. kochen mit*
1 Stück Zimtrinde	
1 bis 2 Nelken	
Saft von 1/2 Zitrone	
1 l roter Traubensaft	*zusammen erhitzen, nicht aufkochen, mit abgesiebtem Tee mischen.*

Wenn trinkwarm, dann mit Honig süßen.

Jedes Glas mit einer Orangenscheibe bestücken und den heißen Saft darüber gießen. Möglichst heiß genießen.

Heißer Holundersaft

Holunder ist ein gutes Heilmittel für Erkältungskrankheiten, insbesondere Husten.

Man kann ihn zu gleichen Teilen mit Apfelsaft mischen, mit Zitronensaft und Nelken würzen.

Er kann mit Lindenblütentee verdünnt werden.

Holunder hat ein sehr eigenes, herbes Aroma, das wir für Kinder allfällig etwas mildern müssen.

Die gesammelten Beerendolden im Dampfentsafter entsaften und heiß in Flaschen füllen.

Holunderblütentee
(Beste Sammelzeit: vor 11 Uhr bei Sonnenschein)

Mit den Kindern gesammelte Holunderblüten mit kochendem Wasser übergießen. Kurz ziehen lassen, mit Zitronensaft versetzen und trinkwarm mit Honig oder Holunderblütensirup süßen (Dicksaft verfälscht das Aroma zu stark). Falls das Aroma zu intensiv ist, mit Wasser oder Lindenblütentee verdünnen.

Holunderblütenlimonade

10 bis 15 Holunderblütenstände
2 l Wasser (kochend)
Saft von 3 Zitronen   *über die Blüten gießen,*
                             5 bis 10 Min. ziehen lassen.

Mit Zucker nach Belieben süßen, warm oder gekühlt servieren.

Lindenblütentee

Schon das Trocknen der Blüten auf Sieben oder Seidenpapier ist eines der schönsten Geruchserlebnisse der Sommerzeit!

Die Blüten mit kochendem Wasser übergießen, ca. 3 Min. ziehen lassen, warm oder kalt servieren.

Lindenblütentee mit Zitronensaft gemischt und Holunderblütensirup gesüßt, lieben alle Kinder.

Heißer Lindenblüten- oder Holunderblütentee eignen sich gut für fieberhafte Erkrankungen, da sie schweißtreibend sind.

Apfelmolke

Apfelsaft
Molke
Wasser   *zu gleichen Teilen mischen.*

Anistee
(Beruhigend und guter Milchbildungstee)

1 TL Anissamen   *mit*
1 Tasse kochendem Wasser überbrühen und 10 Min.
                             ziehen lassen.

Beruhigungsgetränk (nicht vor 2 Jahren)

1 EL Mohnsamen   *quetschen in der*
                             Mohnmühle, mit
1 l heißer Milch   *übergießen.*

Trinkwarm mit etwas Honig süßen.

Brot und Brötchen

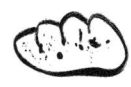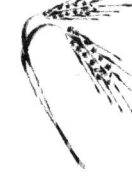

Vollkornbrötchen

Der Teig wird ohne Teigtriebmittel gemacht und kann deshalb gut am gleichen Tag auch warm gegessen werden.

250 g Getreideschrot (fein)
250 g Getreidemehl
250 g Quark
Wasser
1 TL Salz

alles miteinander vermengen, bis der Teig geschmeidig ist. Gut durchkneten, zu kleinen Portionen formen und im Ofen knusprig ausbacken.

Der Teig darf nicht zu klebrig sein, damit die Kinder gut damit arbeiten können. Der Teig lässt sich gut formen und hält die Form auch beim Backen.

Am besten schmecken die Brötchen noch am gleichen Tag.

Aus diesem Teig lassen sich auch für die Festeszeiten besondere Figuren formen und mit Mandeln, Haselnüssen oder Kürbiskernen bestecken (z. B. kleine Schwerter für Michaeli).

Schlangenbrot
(für ca. 10 Kinder)

1 kg Mehl
600 ml Wasser
1 EL Öl
3 TL Salz

gut kneten. Teigstücke zu einer Schlange formen und um einen kleinen Stab oder Stock wickeln und gemütlich am (Lager-)Feuer backen.

Salate und Salatsaucen

Rohkost-Salate

Immer öfter erlebe ich Kinder, die keinen Salat mögen! Oft liegt es an der Sauce (zu viel Essig). Bietet man den Kindern einen Rohkost-Teller an, essen sie mit großem Genuss und Freude! So wird auch meistens viel besser gekaut. Oft ziehen sie auch das rohe Gemüse dem gekochten vor!

Wenn die Kinder selbst mittun dürfen – Gurkenrädchen, Karottenstückchen etc. schneiden – schmeckt alles noch viel besser.

Salat-Sauce – Variante I

2 EL kalt gepresstes Qualitäts-Öl
(Distel, Sonnenblumen- oder Olivenöl,
Olivenöl nicht für Kinder unter 2 Jahren)
1/2 EL Essig oder Zitronensaft
evtl. 1 EL Brottrunk
1 bis 2 EL Gemüseabsud*
1/2 TL Birnendicksaft
etwas Kräutersalz
getr. oder frische Kräuter   *alles gut mischen.*

Diese Grundsauce kann beliebig variiert werden. Nimmt man Rahm für eine feine Salatsauce, kann das Öl weggelassen werden.

Wieder gilt: Je einfacher / neutraler, desto lieber haben es die Kinder. Sie haben noch keinen verdorbenen Geschmack und wollen die Kräuter einzeln kennen lernen.

Ist die Sauce zu konzentriert, kann man mit Getreidewasser, Gemüseabsud oder Kräutertee mildern. Das Emulgieren der Sauce wird durch die Zugabe von warmer Flüssigkeit verbessert.

Salat-Sauce – Variante II

1 Tasse Sauermilch
1 EL Zitronensaft
1 TL Honig oder
1 TL Birnendicksaft   *alles gut durchmischen. Mit*
Salz
evtl. 1 kl. geh. Zwiebel   *abschmecken.*

Gemüseabsud (Gemüsebrühe)*

Bei der Gemüse- und Salat-Zubereitung fallen Abfälle an, wie **zähes Lauchgrün, Sellerie- und Karottenschalen etc.** (natürlich keine faulen Teile verwenden).

Mit Wasser gut bedeckt zusammen mit ergänzenden Gewürzen und Kräutern sachte 20 Min. auskochen.

Dieser Absud enthält viele Mineralien und Spurenelemente und findet vielfältige Verwendung (z. B. als Getränk, Suppengrundlage, Saucenbestandteil etc.).

Karotte, Möhre, Rüebli

Die Karotte ist nahrhaft, wirkt blutreinigend, blutbildend und ist wachstumsfördernd. Zudem enthält sie das wichtige Vitamin A. Den Säuglingen kann man schon in den ersten Lebensmonaten Karottensaft geben.

Karottensalat – Variante I

Saft von 2 Orangen
Saft von 1/2 bis 1 Zitrone
400 bis 500 g Karotten *gut bürsten und direkt in den Saft reiben,*
süßer Rahm und Salz *zum Abschmecken und*
gem. Mandeln *zum Bestreuen zugeben.*

Karottensalat – Variante II

1/2 Tasse Sahne
1/2 Tasse Sauermilch
wenig Salz
400 bis 500 g Karotten* *gut bürsten und direkt in die Sauce raspeln.*
Zitronensaft *zum Abschmecken zugeben.*

Der einfachste und beste Karottensalat.

* Junge Karotten oder Lager-Karotten saugen ungleich viel Sauce auf.

Selleriesalat (ab 4 bis 5 Jahren)

1 Tasse Rahm*
etwas Zitronensaft
ganz wenig Salz *vermengen.*
1 kleine Sellerieknolle *schälen*
ca. gleich schwer Apfel *zusammen direkt in die Sauce raspeln,*

evtl. 1 bis 2 Scheiben einer
ausgereiften Ananas *in Würfel schneiden, unterheben*
Baumnüsse (Walnüsse)** *zum Garnieren verwenden.*

Kurz vor dem Servieren zubereiten; Sellerie färbt sich schnell braun.

* Man kann auch die Hälfte des Rahmes zuletzt geschlagen unterheben.
** Frisch geschälte Baumnüsse / Walnüsse sind gekauften vorzuziehen, da letztere oft ranzig sind.

Walnüsse schälen ist eine Lieblingsbeschäftigung der Kinder.

Rote Rüben, Rote Bete, Randen

Durch ihren hohen Gehalt an Mineralstoffen, Spurenelementen und Vitaminen ist sie als Nahrungs- wie als Heilmittel seit Alters her bekannt.

Randen- / Rote-Bete-Salat – Variante I

ca. 400 g Randen	*kochen, schälen, in dünne Scheiben schneiden.*

Sauce:

Kräutersalz	
2 EL Sonnenblumenöl	
1 EL Apfelessig	
1 EL Brottrunk	*mit den Randen mischen und gut durchziehen lassen.*

Randen- / Rote-Bete-Salat – Variante II

1 EL Quark	
5 EL Rahm	
1 EL Apfelessig	*als Salatsauce mit wenig*
Anis und Salz	*abschmecken.*
Randen	*kochen und schälen*
halb soviel säuerl. Äpfel	*mit den Randen grob direkt in die Sauce reiben.*

Apfel-Randen-Salat

geschälte rohe Randen	*und*
Äpfel	*zu gleichen Teilen raspeln und in eine Sauce aus*
Schwedenmilch	*mit wenig*
Birnendicksaft	*mischen. Mit*
Salz	*abschmecken. Evtl. mit etwas*
Anis	*würzen und durchziehen lassen.*

Frühlingssalat mit Löwenzahn

2 EL Sonnenblumenöl	
1/2 EL Obstessig	
1/2 EL Zitronensaft oder	
Brottrunk	
1/2 bis 1 EL Birnendicksaft	*sämig rühren.*
1/4 TL Anis (gem.)	
2 EL grob ger. Mandeln oder	
Haselnüsse	*hinzugeben.*
Gewünschte Menge	
Löwenzahn	*fein schneiden und mit der Sauce richtig durchkneten und ziehen lassen. Kurz vor dem Servieren mit*
grünem Salat (Kopf-, Feld- / Nüssli- oder Lattich-Salat)	*mischen.*

Löwenzahn nur von Wiesen ernten, die ökologisch bewirtschaftet werden! Löwenzahn ist relativ bitter; mit kleinsten Mengen, wie als Gewürz, beginnen und evtl. später in der Menge steigern.

Fenchel-Apfel-Salat

1 Fenchelknolle	*gut reinigen und in dünne Scheiben hobeln, direkt in eine Sauce aus*
2 EL Öl	
Zitronensaft	
1 sauren Apfel	*waschen, vierteln und fein dazuhobeln, alles gut vermengen. Evtl. mit*
Walnusskernen	*verzieren.*

Rettich, schwarzer Rettich

Der Rettich ist bekannt als eine Wurzel mit großer Heilkraft. Kindern ist er oft etwas zu scharf. Doch mit Sahnesauce habe ich gute Erfahrungen gemacht.

Sahne oder Sahne-Schwedenmilch-Gemisch	*mit*
etwas Salz	*vermengen,*
weißen Rettich	*schälen,*
schwarzen Rettich	*nur bürsten und direkt in die Sauce reiben.*

Blumenkohl-Rohkost

Viele Kinder (und Erwachsene) schätzen den Geschmack des gekochten Kohles nicht.

Reichen wir die Kohlröschen aber auf einem Rohkostteller mit Kräuterquark oder Quarkmayonnaise sind sie im Nu verschmaust.

Variante:
Roher oder gedämpfter Blumenkohl in Salatsauce ziehen lassen und auf Feldsalat anrichten.

Suppen

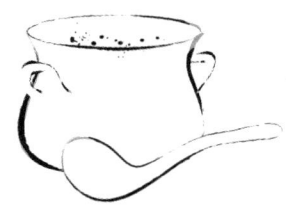

Gemüsesuppe

Sie ist jedes Mal anders, je nach anfallendem Gemüse. Die Kinder dürfen helfen, das Gemüse in kleine Stückchen zu schneiden und die Vorfreude wächst mit dieser Arbeit, sodass die Suppe mit großem Appetit gegessen wird.

1 kleine Zwiebel	*fein schneiden, in*
1 EL Olivenöl	*andünsten.*
1 kleiner Lauch	
1/2 Fenchel	
1 Karotte	
1/4 Sellerie (Knolle)	
evt. wenig Weißkohl	*alles fein schneiden, mit*
1 1/2 l Gemüseabsud	
oder Wasser	*aufgießen und sachte kochen, bis das Gemüse weich ist.*

Die Suppe kann beliebig variiert werden:
- Zugabe von gekochten Hörnli-Teigwaren
- Mitkochen von in Würfeln geschnittenen Kartoffeln
- Zugabe von 1 bis 2 geschälten Tomaten (Minestrone)
- Servieren von Reibkäse zum Bestreuen
- Geröstete Brotwürfel zum Bestreuen

Gemüsecremesuppe
(als Resteverwertung)

Gemüsereste	*fein hacken oder pürieren. Mit*
Bechamelsauce	
Gemüseabsud oder Wasser	*ergänzen und alles unter Rühren aufkochen. Mit*
frischen Kräutern	*würzen und mit*
Salz	*abschmecken.*

Kürbissuppe

250 g Zwiebeln	*geschält, gehackt und*
500 g Kürbis	*in Stücke geschnitten mit wenig Wasser weich kochen, pürieren. Mit*
Salz, evtl. Curry	*würzen und*
etwas Rahm	*abschmecken.*

Nach Belieben mit feinst geschnittenen Lauchringen bestreut servieren.

Karottensuppe

500 g Karotten	*fein raspeln,*
1 l Gemüseabsud	
oder Wasser	
1 TL Butter	*aufkochen und Karotten*
	dazugeben.
	10 bis 15 Min. leicht kochen,
	pürieren.
1/2 TL Fenchelsamen	
ca. 1 1/2 El Mehl	
(Hirse- oder Reismehl)	*mit wenig Suppenflüssigkeit*
	anrühren und unter
	die restliche Suppe rühren,
	nochmals aufkochen. Mit
süßem oder saurem Rahm	*verfeinern und*
fein geh. Petersilie	*drüberstreuen.*

Grießsuppe

4 EL Vollweizengrieß	*in der Pfanne darren, mit*
700 ml Gemüseabsud	
oder Wasser	*aufgießen und 15 Min.*
	leicht kochen. Mit
frisch geh. Kräutern	*würzen und mit*
Salz oder etwas	
Hefe-Gemüse-Bouillon	*und*
1 EL Butter	*abschmecken.*

Suppengemüse

Selbst einmachen

Die kleinen Kinder sind so stolz, wenn sie auch mit einem Messer arbeiten dürfen. Jedes bekommt ein Holzbrettchen und ein vorne abgerundetes Messer und schon geht's los.

Wir Erwachsenen schneiden das gewaschene Gemüse in längliche Tranchen, sodass die Kinder es gut halten und in Stückchen schneiden können. Alles wird kunterbunt auf das Sieb gelegt, auf dem es dann getrocknet wird. Ideal ist natürlich, wenn man einen Dörrex (Trockenapparat) besitzt.

Eine Mischung, z. B. aus Lauch, Sellerie, Karotte und Fenchel, ergibt ein herrliches, schnell zubereitetes Süppchen. Das Gemüse kann auch jederzeit zu anderem Gemüse und Eintopfgerichten oder Suppen als Bereicherung dazugegeben werden. Küchenkräuter können auch beigemischt werden.

Statt immer Würstchen am Feuer zu braten, macht es den Kindern riesigen Spaß, eine Suppe zu kochen. Und wenn man zusammen mit dem Trockengemüse auch ein paar Teigwaren einkocht, ist die Glückseligkeit perfekt!

Die Pfadfinderkochtöpfe, schwarz mit Henkel zum Aufhängen und mit gut schließendem Deckel eignen sich dazu bestens.

Die Kinder können so den ganzen Weg vom Gartenbeet bis in den Teller mitverfolgen, und es wird be-greiflich für sie. Wie viele Kinder glauben doch, die Milch komme aus der Fabrik und der Apfel aus dem Supermarkt …

Gemüse

 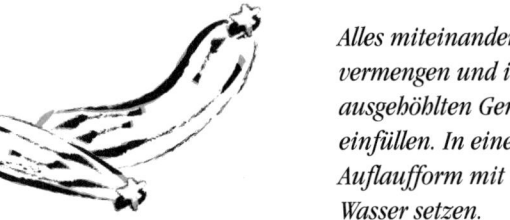

Gefüllte Zucchini / Rondini, Gurken oder Paprika
(Je nach Größe des Gemüses rechnet man 1/2 bis 2 Stück pro Person)

Das Gemüse vorbereiten:
Zucchini / Gurken: längs halbieren und Kerne entfernen.
Rondini / Paprika: einen Deckel abschneiden und Kerne entfernen.

Füllung:

160 g Grünkernschrot (fein) in	
350 ml Wasser	*15 Min. kochen. Mit*
Salz	*abschmecken, nachquellen und auskühlen lassen.*
50 g Haferflocken (fein)	
100 g Quark	
1 mittelgroße Zwiebel	*fein gehackt*
evtl. 1 Knoblauchzehe	*mit*
Salz	*zerdrückt*
1/2 Tasse Tomatenmark (Püree)	
evtl. 1/2 Tasse eingem.	
Paprika	*in Würfel geschnitten. Mit*
Basilikum, Oregano, Paprika (süß) *würzen.*	

Alles miteinander gut vermengen und in die ausgehöhlten Gemüse einfüllen. In eine gefettete Auflaufform mit wenig Wasser setzen.

Besonders schmackhaft statt Wasser in einer Sauce aus:

1 kleine Zwiebel	*in*
Olivenöl	*andünsten,*
1/2 Tasse Tomatenmark	
1 EL Obstessig	*beifügen, mit*
Basilikum und Salz	*abschmecken. Zugedeckt bei 220° C ca. 45 bis 60 Min. backen.*

Kohlrabigemüse

3 bis 4 Kohlrabi	*in dünne Scheiben schneiden, in*
Salzwasser	*weich kochen, absieben und Flüssigkeit auffangen, in leicht dünsten, mit*
etwas Butter	
etwas Getreideschrot	
oder Mehl	*bestäuben und mit der Flüssigkeit des Gemüses ablöschen. Mit*
Salz, Rahm oder Milch	*abschmecken.*

Bohnengemüse

500 g Bohnen	*waschen und in leichtem*
Salzwasser	*garen mit Zugabe von*
Bohnenkraut	*absieben.*
fein geb. Zwiebel	*in etwas*
Butter	*dämpfen und Bohnen darin*
	wenden, mit
Salz	*abschmecken.*

Passt zu allen Getreidearten und zu Kartoffeln.

Randen- / Rote-Bete-Gemüse

4 bis 6 gekochte Randen	*in Würfel schneiden. Mit*
wenig Wasser	*und*
1 EL Butter	*erwärmen.*
1 Becher saure Sahne	*dazugeben.*
	Die Randen darin heiß
	werden lassen, mit
Kräutersalz	*abschmecken. Mit*
Kümmel	
Koriander und	
Anis	*würzen. Evtl. noch etwas*
Birnendicksaft	
und Zitronensaft	*beifügen.*

Zucchini-Backlinge

400 g Zucchini	*schälen, entkernen, raspeln und die Flüssigkeit ausdrücken.*
1 bis 2 rote Paprika	*fein hacken,*
50 g ger. Käse	
1 Zwiebel	*fein hacken,*
1 verquirltes Ei	
4 El* Grieß	
oder Buchweizenmehl	** je nach Bedarf etwas mehr beigben, damit die Masse zum Formen der Backlinge fest genug ist. Mit*
50 g Haferflocken (fein)	
Basilikum, Rosmarin, Thymian, Salz	*würzen.*

Alle Zutaten gut miteinander verkneten bis alles so fest ist, dass Backlinge geformt werden können (z. B. mit Eisportionierer). Masse nicht stehen lassen, sonst bildet sich Flüssigkeit.

Auf ein geöltes Kuchenblech setzen, flach drücken und bei max. 200° C beidseitig ca. 30 Min. backen.

Dazu passt Risotto, Hirsepüree oder Kartoffelpüree / Kartoffel-stock.

Ratatouille – «Ein Farbenzauber»

1 kleine Zwiebel	*fein hacken und in*
etwas Olivenöl	*andünsten.*
1 mittelgroße, ungeschälte	
Zucchini (grün oder gelb)	*je nach Alter der Kinder in*
	kleinere oder größere
	Stücke schneiden.
2 bis 3 Tomaten	*in Stückchen und*
1 Paprika (gelb oder grün)	
evt. eine kleine Aubergine	*dazugeben.*
	Deckel schließen und auf
	kleiner Flamme weich
	dünsten. Ab und zu das
	Gemüse in der Pfanne
	schwenken, jedoch nach
	Möglichkeit den Deckel
	nicht öffnen. Mit
Salz	
wenig Birnendicksaft	
Basilikum	
Thymian	
Oregano	*würzen.*

Variante:
Man kann auch andere Gemüse dazugeben. Als Eintopfgericht können auch Kartoffelwürfel direkt mitgekocht werden.

Passt sehr gut (auch farblich) zu Hirse, zu Grünkernschrot und Thermogrütze (Kornfix), Couscous und Bulgur.

Gefüllte Tomaten – «Ein sommerliches Festessen»

120 g Hirse	*in*
500 ml Wasser	*weich kochen*
	(ca. 10 bis 15 Min.),
	in einem Sieb abtropfen und
	auskühlen lassen. Von
12 Tomaten	*Deckel abschneiden und*
	aushöhlen, Tomatenfleisch
	mit
1 geh. Zwiebel	*in die gefettete Auflaufform*
	geben. Mit
etwas Salz	*und*
Birnendicksaft	*vermengen.*
	Die ausgehöhlten Tomaten
	innen leicht mit
Kräutersalz	*ausstreuen.*
300 g Quark	
50 g Haferflocken (fein)	
80 g würzigem Reibekäse	
Salbei, Thymian, Salz	*alles gut vermengen, mit der*
	ausgekühlter Hirse mischen
	und in die Tomaten füllen.
	Abgeschnittene
Tomatenscheibe	
(Blütenseite)	*aufsetzen und bei 170° C*
	20 bis 25 Min. **zugedeckt**
	backen.

Gemüse-Teigwaren-Terrine (Sph)
(für 10 Personen)

180 g Vollkorn-Teigwaren	*knapp gar kochen.*
800 g Gemüse	
(z. B. Broccoli, Karotten,	
Sellerie, Lauch	
oder	
Paprika, Karotten,	
Lauch, Fenchel)	*waschen, klein schneiden*
	(in Würfel, Ringe, Stäbchen)
	und garen. Alles mit
200 g würzigem	
ger. Käse	*vermengen und in eine*
	geölte und mit
etwas Paniermehl	*ausgestreute Auflaufform*
	geben.

Guss:

3 Eier	*mit*
100 ml Rahm	
50 g Mehl	
50 ml Milch	
Kräutersalz,	
gem. Koriander,	
Muskatnuss, geh. Petersilie	
und Paprika (süß)	*verrühren,*
	den Guss über das Nudel-
	Gemüse-Gemisch gießen
	und 40 Min. bei 180° C im
	Backofen zugedeckt garen.

Karottengemüse
(Karotten, Möhren, Rüebli)

1 bis 2 EL Butter	
2 EL Wasser	*zusammen erhitzen.*
1 fein geh. Zwiebel	*andünsten.*
500 g Karotten	*gut waschen und je nach*
	Belieben grob oder fein
	direkt in die Pfanne reiben.
1 bis 2 Tassen Wasser	*oder*
Gemüseabsud	*beigeben und weich*
	dämpfen. Mit
Salz und geh. Petersilie	*würzen.*
	Evtl. mit
Rahm	*verfeinern.*

Karotten sind sehr leicht verdaulich und können deshalb schon ganz kleinen Kindern gegeben werden.

Artischocken

Artischocken	*in Salzwasser kochen (40 bis*
	50 Min.), bis der Boden
	weich ist.

Dazu reicht man eine Kräuter-Quark-Sauce (siehe Seite 50). Die Kinder (nicht mehr ganz kleine) finden es meist lustig, Blatt um Blatt in die Sauce zu tunken und es «abzunagen».

Das mineralstoffreiche Kochwasser kann später für Suppen oder Salatsaucen verwendet werden.

Zwiebeln

Auch die Zwiebel ist als Heilmittel bekannt. Ist eine Zwiebel auf-geschnitten, sollte sie nicht liegen bleiben, zieht sie doch «Gift-stoffe» aus der Umgebung an. Liegt man hingegen mit Grippe oder Erkältung im Bett, stellt man sich eine halbe Zwiebel auf den Nachttisch. Dies ist auch als Vorbeugung gegen Erkältung ge-eignet. Die Schnittfläche sollte immer wieder frisch angeschnit-ten werden.

Bei Insektenstichen bindet man zur Linderung eine Zwiebel-scheibe auf.

Zwiebelgemüse

500 g Zwiebeln	*schälen und in Scheiben schneiden.*
3 El Butter, wenig Wasser	*erhitzen und die Zwiebeln darin weich dämpfen. Mit*
Salz	*abschmecken,*
etwas Petersilie	*hacken und unterheben.*

Passt zu Getreidegerichten und besonders zu «Knöpfli».

Ganze Zwiebeln, gebacken

Geschälte Zwiebeln	*in eine gefettete Auflaufform setzen,*
Gemüseabsud oder Bouillon	*dazugießen, ca. 1 1/2 cm hoch.*
Wenig gem. Fenchel und Kümmel	*darüberstreuen. Mit*
Butterflocken	*belegen. Bei max. 200° C backen. Vor dem Anrichten die Sauce mit*
Sauerrahm und Salz	*abschmecken. Nach Belieben mit*
Schnittlauch	*bestreuen.*

Passt gut zu Getreidegerichten.

Hustensirup – wirksam und billig

Zwiebeln	*fein hacken mit*
Rohrohrzucker	*bestreuen und über Nacht ziehen lassen.*

Den Saft löffelweise über den Tag verteilt einnehmen.

Sellerie

Diese Knolle ist dank ihrem Vitaminreichtum als Nahrungs- und Heilmittel gleichermaßen von Nutzen.

Selleriegemüse

1 Sellerieknolle	*in Scheibchen, Streifen oder Würfel schneiden. In*
leichtem Salzwasser	*mit*
1 EL Butter	*weich dünsten. Mit*
Kräutersalz	*abschmecken.*

Mit Bechamel- oder Käsesauce (siehe Seiet 50) servieren. Passt zu Kartoffeln, Getreide und Reisgerichten.

Getreide

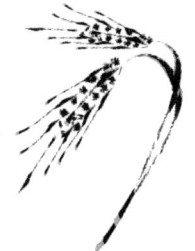

Vorbereitung der Getreide siehe Seite 27.

Hirse gekocht, Grundrezept

1 1/2 Tassen Hirse	*darren.*
2 1/2 Tassen Wasser	*dazugeben, aufkochen und leicht kochen lassen, bis die Flüssigkeit fast aufgesogen ist. Mit*
etwas Salz	*würzen und quellen lassen.*

Will man ein goldgelbes Hirsegericht, füge man wenig Curcuma-Pulver bei. (Wir essen ja auch mit den Augen!)

Hirse gekocht, süß (Hirsebrei)

Vorgehen wie bei Grundrezept, doch nach Belieben Gewürze mitkochen, z. B. Fenchel, Anis, Koriander oder Zimt, wenig salzen, mit Ahornsirup leicht süßen.

Varianten:
Geschälte, gehobelte Äpfel kurz bevor das Wasser aufgesogen ist untermengen und kurz aufkochen. – Statt Süßmittel Rosinen verwenden.

Hirse-Auflauf (süß)

200 g Hirse	*darren, in*
400 ml Wasser	*15 Min. kochen.*
300 ml Milch	*erwärmen (nicht über 60° C) und zur Hirse*
1 Pr. Salz	*geben, gut warm halten und ausquellen lassen. In der Zwischenzeit*
1 Tasse Rosinen	*in einem Sieb überbrühen, abspülen und abtropfen lassen.*
1 EL Butter (weich)	
2 EL Birnendicksaft	
250 g Quark	*und die*
ausgekühlte Hirse	
und Rosinen	*gut vermengen. In gefettete Auflaufform füllen.*
Butterflöckchen	*darüber verteilen. Im vorgeheizten (200° C) Ofen ohne Deckel ca. 40 bis 50 Min. hellbraun backen.*

Kann auch mit Kompott, Fruchtsaft oder Apfelmus gereicht werden.

Hirse-Gratin – «Hirsotto»

Hirse nach Grundrezept (siehe Seite 43) kochen und auskühlen lassen.

100 g Quark	
50 g ger. Hartkäse	*unter die Hirse geben, mit*
Kräutersalz	*würzen.*
	In gefetteter Auflaufform 20
	bis 30 Min. bei max. 200° C
	backen.

«Hirsekäselinchen» – Das Lieblingsgericht der Kinder

160 g Hirse	*in*
400 ml Wasser	*10 Min. kochen, nachquellen.*
	Gekochte Hirse abwägen!
1/4 des Gewichtes Quark	
1/4 des Gewichtes ger. Käse	
1/8 des Gewichtes Haferflocken (feine)	
	mit der ausgekühlten Hirse
	gut verkneten. Mit
Liebstöckel, Knoblauch, Salz, Basilikum,	
Paprika (süß) und Piment	*würzen. Häufchen formen*
	und auf ein gefettetes Blech
	setzen. Im vorgeheizten
	Ofen bei 180° bis 200° C
	20 bis 30 Min. backen.

Schmeckt warm und kalt. Passt gut zu allen Gemüsen, zu Salat oder auch nur so.

Hirse-Apfel-Auflauf

Vorgehen wie bei süßem Hirse-Auflauf (siehe Seite 43). *Beim Einfüllen in die Auflaufform kommen schichtweise rohe, fein gehobelte Äpfel dazu. Zuoberst eine Hirseschicht mit Butterflöckchen bestreuen und backen.*

Omelette / Pfannkuchen – Grundrezept
(Teig für ca. 22 dünne Pfannkuchen)

100 g Buchweizenmehl	*zusammen mit*
300 g Dinkelruchmehl	*mit dem Schwingbesen gut*
	luftig schlagen.
800 ml Wasser oder Sprudel	
2 Eier	
350 ml Milch oder Buttermilch	
3/4 TL Salz	
3 EL Öl	*nach und nach unter die*
	Zutaten rühren und zu
	einem geschmeidigen Teig
	verarbeiten. Er darf nicht zu
	dünn werden, ggf. nochmals
	etwas Mehl zufügen.
	Mind. 30 Min. ruhen lassen.
Kokosfett	*in Pfanne erhitzen und bei*
	mäßiger Hitze die Pfann-
	kuchen ausbacken.
	Den Teig zwischendurch
	immer wieder aufrühren.

Apfelpfannkuchen

Teig nach vorherigem Grundrezept herstellen.

6 mittelgroße Äpfel	waschen, schälen (siehe Apfelschalentee, Seite 29), Kerngehäuse entfernen und in feine Scheibchen hobeln. Vor dem Ausbacken unter den Teig mischen. Mit
Zimtzucker *	bestreuen.

* Zimtzucker:

1 Tasse Rohrohrzucker oder (neutraler) Syramenazucker mit 1/2 TL Zimtpulver vermengen.

Kirschpfannkuchen

Sie werden wie Apfel-Pfannkuchen hergestellt. Wenngleich das Entkernen der Kirschen etwas Mühe macht, so sind diese Pfannkuchen doch ein ganz besonderer Genuss!

Thermogetreide (Kornfix) – Grundrezept

Thermo-Getreide hat – wie der Name sagt – schon eine Wärmebehandlung hinter sich und ist deshalb leichter verdaulich als Schrot. Zudem wird auch der Kochprozess verkürzt.

2 Tassen Wasser	aufkochen
1 Tasse Thermogetreide	einrühren und köcheln lassen, bis das Wasser fast aufgesaugt ist. Mit
etwas Salz	würzen und quellen lassen. Je nach Geschmack kann auch mit
Thymian und Knoblauch	gewürzt werden.

Dazu passen: Alle Arten gedämpften Gemüses, Ratatouille, Kräuterquark-Sauce, rote Sauce (siehe Seite 50 und 46).

Thermogetreide (Kornfix) – süß

Verfahren wie oben beschrieben, aber weniger salzen und – falls gewünscht – Rosinen kurz mitkochen oder mit Birnendicksaft süßen. Mit gemahlenem Koriander oder gemahlenem Fenchel oder Zimt würzen.

Kann mit gedämpftem Apfelkompott oder Apfelmus kombiniert werden. – Auch als Frühstück geeignet.

Gerstengrütze (Kornfix) mit roter Sauce

2 Tassen Wasser	
1 Tasse Gerstengrütze	wie beim Grundrezept vorgehen.

Rote Sauce

1 kleine Zwiebel	*in*
1 EL Öl	*leicht andämpfen.*
2 bis 3 Karotten	
1/4 bis 1/2 Sellerieknolle	*raspeln und mitdämpfen, mit möglichst wenig Wasser weich kochen.*
Kleines Gläschen Tomatenkonzentrat (bester Qualität)	*darunterziehen. Mit*
wenig Birnendicksaft,	
Salz und Kräutern	*würzen.*

«Orsotto» – Gersten-Eintopf (Sph)
(für 5 Personen)

300 g Thermo-Gerstengrütze (Kornfix)	
1/2 Zwiebel	*ganz fein schneiden und in*
wenig Öl	*kurz andünsten.*
1 bis 2 Zucchini, 1 bis 2 Karotten oder andere Gemüse (zusammen ca. 250 g)	*ganz fein schneiden und mitdünsten. Mit*
150 ml Gemüseabsud oder Boullion	*ablöschen.*
Gerstengrütze	*sowie*
250 ml weißer Traubensaft	*dazugeben und auf kleinster Flamme ca. 30 bis 40 Min. köcheln lassen.*
Salz und Safran	*kurz vor Ende der Kochzeit unterziehen.*
80 g Reibkäse	*mit einer Gabel unter das Orsotto ziehen.*

Gerstenschnitten
(ergibt ca. 3/4 Backblech)

200 g Gerstenflocken oder	
280 g Gerstenschrot (fein)	*zusammen mit*
1/2 TL gem. Koriander, Thymian, Liebstöckel,	
1/4 TL Majoran, 1 Msp. Piment	
	3 bis 4 Stunden in
440 ml Sprudel	*einweichen.*
2 EL Öl	
85 g Nüsse (gem.)	*darüberstreuen.*
250 g Gemüse, z. B. Karotten, Sellerie, Lauch	*fein geraspelt und geschnitten, mit*
Kräutersalz	*herzhaft würzen und alles gut durchkneten. Gefettetes Backblech mit Mehl bestäuben. Masse gleichmäßig verteilen, ca. 3/4 cm dick. Bei 200°C ca. 20 Min. backen.*

Guss:

80 g Sauermilch oder Schwedenmilch	
80 g Sauerrahm, Kräutersalz,	
180 g ger. Käse	*mischen. Die vorgebackene Masse mit dem Guss bestreichen und nochmals 20 Min. backen, bis der Käse goldgelb ist.*

Kann auch kalt gereicht werden.

Bulgur-Gemüseeintopf (Sph)

(für 5 Personen)

150 g Bulgur	*mit Wasser bedecken, 30 Min. einweichen und 30 Min. kochen*
1 kleine Zwiebel	*in Olivenöl andünsten.*
200 g Blumenkohl	
200 g Paprika	
200 g Karotten	
200 g Lauch oder Zucchini	
200 g Kohlrabi oder	
grüne Bohnen	*klein schneiden und zu der angedünsteten Zwiebel geben. Alles kurz mitdünsten.*
1 EL Tomatenmark (Püree)	*mit dem Gemüse vermengen. Mit*
Majoran	
Paprikapulver (süß)	
etwas Salz	*würzen und mit*
1/2 l Gemüseabsud	
oder Bouillon	*ablöschen, auf kleiner Flamme garen.*

Zuletzt mit Bulgur vermengen und mit brauner Sauce (siehe Seite 52) oder Sauerrahm servieren.

Polenta Nera

Köstlichkeit aus dem Puschlav (Schweiz) – ist aber arbeitsintensiv.

2 l Wasser oder	
Gemüseabsud	*zum Kochen bringen.*
150 g Bramatamais (Polenta grob)	
50 g Buchweizenmehl	*unter Rühren einlaufen lassen.* **Ständig** *rühren (45 Min.), bis sich die Masse vom Boden löst.*
2 mittelgroße Zwiebeln	*fein hacken und mit*
2 EL Wasser	
50 g Butter	*dünsten und mit*
60 g ger. Hartkäse	*unter die Polenta rühren.*

Mit Tomatensauce servieren.

Maispizza

(5 bis 7 Personen / reicht für ein Backblech)

Ein Gericht für spezielle Anlässe. Man braucht zwar etwas mehr Vorbereitungszeit, kann aber schon gut am Vorabend mit dem Vorbereiten beginnen.

150 g Bramatamais – grob (Polenta grob)
150 g Mais – fein (Polenta fein)
1,2 l Wasser oder
Gemüseabsud *zum Kochen bringen. Den Mais mit dem Schwingbesen langsam einrühren, auf kleiner Flamme weich kochen, ab und zu umrühren. Mit*

Salz oder Hefebouillon,
Rosmarin, Thymian *würzen und nachquellen lassen. Noch **warm** auf das gefettete Backblech streichen und im vorgeheizten Ofen bei 200° C ca. 20 Min. vorbacken. Auskühlen lassen. Nach Belieben mit*

200 g Mascarpone,
mildem Weichkäse oder Mascarpone
mit Gorgonzola* *bestreichen.*

Man kann je die Hälfte markieren und unterschiedlich bestreichen.

1 Gläschen Tomatenpüree
(Tomatenmark) *darüber verteilen, mit einer*

Gemüsemischung aus z. B.
• **Zucchini, Paprika, Tomaten**
• **Fenchel, Paprika, Tomaten**
• **Aubergine, Zucchini, Paprika, Tomaten**
• **Champignons, Peperoni,**
• **Lauch, Sellerie, Karotten**
• **Gemüsereste** *in Würfel oder Ringe geschnitten, leicht vorgedämpf oder geraspelt belegen. Mit*

Kräutersalz
frischen oder getrockneten
Kräutern (Basilikum, Rosmarin, Thymian,Oregano) *herzhaft würzen.*

2 Mozzarella *in Stückchen schneiden und auf der Pizza verteilen. Im Ofen bei 200° C 20 bis 30 Min. backen.*

---

*   Eher für Erwachsene geeignet.

Maisbrei

1/2 l Wasser	
1/2 l Milch	aufkochen
250 g Maisgrieß	einrühren, 15 Min. unter ständigem Rühren kochen.
Wenig Butter	
180 g Käse	in Würfel schneiden und untermischen. Mit
Kräutersalz	abschmecken und sofort servieren.

Risotto mit frischen Tomaten

1 Zwiebel	hacken, in
1 EL Öl	andünsten.
180 g Vollreis	kurz mitdünsten.
350 ml Wasser oder	
Gemüseabsud	dazugeben und weiterköcheln, bis das Wasser fast aufgesogen ist.
4 Tomaten	in Würfel schneiden und unterheben.
1 Knoblauchzehe	mit
Salz	zerdrückt daruntermischen. Mit
Basilikum, Oregano	würzen. Warm halten und 60 Min. quellen lassen. Vor dem Servieren
80 g Reibkäse	untermischen.

Spätzle / Knöpfli

200 g Dinkelruchmehl	
3 Eier	
200 ml Wasser	
1/2 TL Salz	mit dem Schneebesen zu einem geschmeidigen Teig schlagen, bis er Blasen wirft. Mind. 30 Min. ruhen lassen. Den Teig portionsweise durch das spezielle «Knöpflisieb» ins schwach kochende Salzwasser fallen lassen und leicht kochen, bis die Knöpfli an die Oberfläche steigen. Mit dem Schaumlöffel herausheben und direkt auf einer angewärmten Platte anrichten. Mit zerlassener
Butter oder Reibkäse	bestreuen.

Gedämpftes Zwiebelgemüse schmeckt besonders gut dazu.

Saucen

Saucen ergänzen eine Mahlzeit durch
- Fett   z. B. Nuss-Saucen
- Stärke   z. B. Mehl-Saucen
- Eiweiß   z. B. Saucen aus Milchprodukten

Kräuterquark

Quark	*mit*
wenig Schwedenmilch oder	
Sauermilch	*sämig rühren, mit*
Meersalz, Kräutersalz und	
frischen Kräutern	*würzen und abschmecken.*

Passt zu fast allen Getreidegerichten und Pellkartoffeln (Kartoffeln in der Schale, «Gschwellti»).

Würzige Käsesauce

30 g Thermomehl (Gerste oder Hafer) oder	
Reismehl	
300 ml Gemüseabsud	
oder Wasser	
wenig Kümmel (gem.)	*zusammen aufkochen, zudecken und 10 Min. quellen lassen.*

100 ml temperierte Milch	*unterrühren.*
80 g ger. Hartkäse	*darunterziehen, mit*
Muskatnuss und	
Salz	*abschmecken.*

Passt zu Gemüse und Getreide.

Bechamelsauce

50 g Butter	*schmelzen*
2 EL Mehl	*dazugeben und gut verrühren.*
1/4 l Gemüseabsud	
1/4 l Milch oder	
Milch-Rahm-Gemisch	*langsam mit dem Schneebesen unterrühren und aufkochen. Mit*
Salz oder Hefebouillon	*abschmecken.*

Diese Sauce kann unendlich variiert und auch nur mit Wasser hergestellt werden.

Würz-Varianten:
- fein gehackte Kräuter
- Muskatnuss
- geriebener Käse
- Curry
- Tamari (ergibt eine braune Sauce)
- Senf

Selleriesauce

Sellerie
Bechamelsauce
Schlagsahne
Zitronensaft und
etwas Salz

roh gerieben unter die
mengen. Nach Belieben mit
verfeinern. Mit

abschmecken.

Passt gut zu Getreidegerichten.

Mayonnaise

2 Eidotter

mit dem Schneebesen
verrühren.

Kalt gepr.
Sonnenblumenöl

tropfenweise unter
ständigem Rühren beifügen,
bis die gewünschte
Konsistenz erreicht ist. Mit

Salz und
wenig Zitronensaft
1 Pr. Zucker

abschmecken. Evtl.
dazugeben.

Hat man nicht die Möglichkeit, die Mayonnaise selbst herzustellen, so findet man heute auch in Naturkostläden qualitativ hochstehende Mayonnaise, auch ohne Ei.

Apfelsauce – Variante I

2 Äpfel
200 ml Sauerrahm

fein raspeln und mit
vermengen.

Apfelsauce – Variante II

2 säuerliche Äpfel
200 ml Süßrahm
Curry oder
Paprikapulver (süß)
Salz

fein raspeln, mit
vermengen und mit

und
würzen.

Tatarsauce

Schnittlauch
milde Essiggurken
2 Teile Hüttenkäse
1 Teil Sauerrahm
2 Teile Joghurt (natur)
Kräutersalz
Paprikapulver (süß)

fein schneiden,
fein hacken.

miteinander gut vermengen.

Passt gut zu Getreidegerichten und Pellkartoffeln («Gschwellti»).

Braune Sauce

2 EL Reismehl	*mit*
100 ml Wasser	*anrühren.*
200 bis 300 ml Gemüseabsud,	
Bouillon oder Wasser	*erhitzen, angerührten*
	Reisbrei einrühren und
	aufkochen. Mit
Tamari und Kräutersalz	*würzen. Mit*
Paprikapulver (mild)	*und*
Sauerrahm	*abschmecken.*

Passt besonders gut zu Bulgur.

Nuss-Sauce

1/2 EL Öl	
1/2 EL Wasser	
1/2 Zwiebel	*fein hacken und glasig*
	dünsten.
100 g Nüsse	*ganz fein hacken*
Sonnenblumenkerne oder	
Nussmus	*dazugeben, kurz*
	mitdünsten,
ca. 200 ml heißes Wasser	
etwas abger. Zitronenschale	
etwas Salz	*unterrühren, mit*
1 TL Marantamehl	*in*
50 ml Flüssigkeit	*angerührt zum Binden*
	unterheben und kurz
	aufkochen. Mit
Zitronensaft	
Salz	
Muskatnuss	*abschmecken.*
	Je nach Geschmack und
	Nussart mit
Nelke	
Anis	
Zimt etc.	*verfeinern.*

Nachspeisen – Obstgerichte

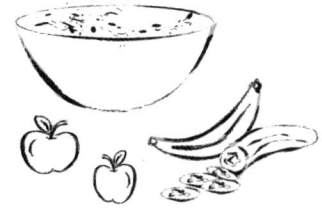

Bananen gebraten

Die längs halbierten Bananen in etwas Butter schmoren.
Benötigt man viele, legt man sie auf ein gefettetes Backblech
und bepinselt sie mit zerlassener Butter. Bei Mittelhitze weich
backen. – Passt ausgezeichnet zu Reis- und Getreidegerichten.

Ein Loblied auf den Apfel

Der Apfel ist nicht nur roh gegessen ein gesundes Obst und Heilmittel, sondern auch gekocht, gebacken, eingemacht oder ge-
dörrt. Sein Gehalt an Vitaminen, Spurenelementen, Mineralstoffen und Kohlenhydraten stellt ihn weit über alle Früchte. Seine
wichtigsten Vitamine sind A, B1, B2, B6, C und E. Das Pektin in
Schale und Kerngehäuse saugt im Darm Gifte auf und hält sie
fest, dass sie nicht ins Blut gelangen und scheidet sie mit dem
Stuhl aus.

Der Apfel ist leicht verdaulich und sozusagen schon «vorge-
kocht» von der Sonne.

Schon den ganz kleinen Kindern kann man Äpfel geben, wenn
sie auf der Glasreibe gerieben werden. Als Zwischenmahlzeit ist

er die ideale Frucht, er hat kaum Fett- und Eiweißstoffe, die den
Magen belasten. Die Kohlenhydrate (Trauben- und Fruchtzucker) können rasch resorbiert werden.

Apfelsaft wirkt der Darmträgheit und Fettleibigkeit entgegen.
Heiß getrunken mit Zitronensaft ist es ein wohltuendes Grippe-
mittel.

Apfelschalotte

10 bis 12 Scheiben trockenes	
Brot oder Zwieback	*in*
4 EL zerlassener Butter	*wenden, gefettete*
	Auflaufform damit auslegen.
6 bis 8 reife Äpfel	*schälen (siehe*
	Apfelschalentee, Seite 29)
	und in Scheiben schneiden
	oder hobeln. Die Äpfel in
1 Tasse Apfelsaft	
Zitronenschale und	
Zimtstange	*kurz dämpfen, evtl. süßen.*
100 g Rosinen	*im Sieb überbrühen,*
	abgespülen unter die
	Äpfel mengen und einfüllen.
	Mit Zwieback oder Brot
	zudecken, mit
etwas Butter	*bepinseln. Im vorgeheizten*
	Ofen bei Mittelhitze backen.

Evtl. Vanillesauce dazu servieren.

Apfelrösti – «Öpfelrösti»
(Eine Schweizer Spezialität)

200 g altes Brot	*in dünne Scheiben schneiden und in*
Butter	*kurz anrösten.*
800 g Äpfel	*waschen, schälen (siehe Apfelschalentee, Seite 29) Kerngehäuse entfernen, fein hobeln (wenn sehr hart, kurz andämpfen!).*
100 g Rosinen	*im Sieb überbrühen, abspülen und trocknen lassen.*
1 Zitrone	*waschen und die Schale über die Äpfel reiben. Alles vermengen und kurz in der Pfanne rösten oder in einer Auflaufform bei 180° C kurz überbacken. Nach Belieben mit*
Zimtzucker	*bestreuen. Sofort servieren.*

Evtl. Vanillesauce dazu reichen.

Einfache Apfelcreme

1 Tasse Quark	*mit*
1/2 Tasse Schwedenmilch	*glatt rühren.*
2 bis 3 süße Äpfel	*waschen und fein hineinraspeln. Sofort servieren.*

Bratäpfel

4 bis 6 Äpfel (je nach Größe)	*waschen und mit dem Ausstecher das Kerngehäuse entfernen, in gefettete Auflaufform setzen.*
1 Glas Apfelsaft	*in die Auflaufform geben.*

Füllung:

75 g Nüsse Haselnüsse oder Mandeln	*fein reiben,*
100 ml Rahm	
2 EL rote Marmelade	*gut vermengen und die Äpfel damit füllen. In vorgeheiz-tem Ofen bei 180° C weich schmoren.*

Variante:
Kokosflocken, Rahm, Marmelade und Zimtpulver als Füllmasse verwenden.

Kuchenteig schnell zubereitet

(Für ein Backblech oder 2 runde Kuchenformen)

Dieser Teig ist für alle Gemüse- und Obstkuchen bestens geeignet.

250 g Mehl
1 TL Salz — *mit dem Schwingbesen luftig schlagen.*

160 g Butter — *schmelzen, aber nicht heiß werden lassen.*

50 ml Wasser
50 ml Sahne — *mit der flüssigen Butter vermengen und schnell unter das Mehl rühren (nie kneten!). Einige Stunden im Kühlschrank ruhen lassen, am besten über Nacht. Bei saftigem Belag (z. B. Zwetschgen) den Teig mit*

Grieß
geriebenen Nüssen (Mandeln oder Haselnüssen)
oder feinen Haferflocken *bestreuen. Belegen und bei 200° C ca. 20 bis 30 Min. knusprig backen.*

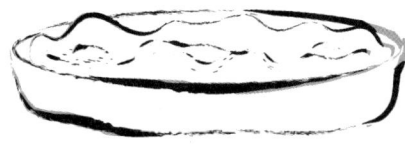

Apfelkuchen

100 g Dinkelmehl
100 g trockener Quark
100 g Butter — *zu einem Teig verkneten und über Nacht ruhen lassen.*

Saft von 1/2 Zitrone
1/2 TL Zimtpulver — *in der Schüssel verrühren.*
6 bis 8 Äpfel — *waschen, schälen (siehe Apfelschalentee, Seite 29) und direkt in den Saft hineinhobeln.*

50 g Rosinen — *im Sieb überbrühen, abspülen, abtropfen lassen und unter die Äpfel mengen. Das gefettete Kuchenblech mit dem Teig belegen und mit*

feinen Haferflocken — *bestreuen. Äpfel darüber verteilen. Mit*

Streusel (siehe unten) — *bedecken. Bei 200° C hellbraun backen.*

Streusel

200 ml feine Haferflocken
50 ml geriebene Nüsse (Haselnüsse oder Mandeln)
50 ml Syramenazucker oder Rohrohrzucker
1/2 TL Vanillepulver, 60 g Butter *mit kalten Händen schnell alles vermengen und über den Kuchen streuen.*

Apfelreis

700 ml Wasser	*mit*
Zimtstange	
Zitronenschale	*zum Kochen bringen.*
1 Tasse Vollkornreis	*darin ca. 30 Min kochen.*
2 bis 4 Äpfel	
(je nach Größe)	*direkt hineinraspeln und unter Rühren kurz weiterkochen. Mit*
Salz	*abschmecken und quellen lassen. Mit*
Zimtzucker	
Milch oder Sahne	*servieren.*

Apfel-Quark-Creme

400 g Quark	*mit*
1 bis 2 TL Leinöl	
2 EL Zitronensaft	*glatt rühren,*
3 bis 4 Äpfel	*mit der Schale direkt in die Creme hineinreiben. Je nach Säuregehalt der Äpfel*
1 bis 2 Bananen	*zusammen mit*
1 bis 2 TL Honig	*mit der Gabel zerdrücken und unterheben. Evtl. mit*
Schlagrahm	*verfeinern.*

Die Apfel-Quark-Creme sollte sofort serviert werden, da sich das Obst rasch verfärbt.

Apfeldessert

200 ml Apfelsaft	
oder Most	*mit*
10 g Agar-Agar	*kurz aufkochen.*
3 bis 4 Äpfel	*hineinreiben, mit*
2 EL Birnendicksaft	*süßen. Zuletzt*
1 Tasse grob gehackte	
Nüsse	*untermengen. In kalt ausgespülte Schälchen abfüllen und erkalten lassen. Vor dem servieren mit*
Schlagsahne	*dekorieren.*

Apfelmus-Dessert schwedischer Art

5 bis 6 reife Äpfel	*mit Schale und Gehäuse in Stücke schneiden, mit*
Zimtrinde	
Zitronenschale	*und*
möglichst wenig Wasser	*gar kochen. Durchs Passevite treiben und abkühlen lassen. Etwas steif geschlagenen Rahm in Schälchen verteilen, Apfelmus darüber geben, mit*
fein ger. Nüssen (Mandeln oder Haselnüssen)	*überstreuen und mit Schlagrahmtupfern verzieren.*

Apfelpasten

1 kg gesüßtes, dickes Apfelmus mit
Apfelpektin *(siehe Packungsanleitung)*
eindicken.
Auf ein abgespültes Blech
streichen und einige Tage
trocknen lassen. Mit dem
Ausstecher Formen aus-
stechen oder Vierecke und
Rhomben schneiden (Vorteil:
kein Abfall). In Dosen
trocken aufbewahren.

Birchermüsli, Grundrezept
(pro Person)

1 bis 2 EL
Haferflocken (fein) *mind. 20 Min. in*
3 bis 6 EL Wasser *einweichen.*
Saft von 1/2 Zitrone
3 bis 4 EL Rahm oder Milch
2 EL ger. Nüsse (Haselnüsse
oder Mandeln)
evtl. 1 bis 2 EL
Sultaninen *überbrühen, abspülen,*
abtropfen lassen,

2 bis 3 TL Birnendicksaft
oder Honig

1 bis 2 Äpfel *mit Schale und Gehäuse*
raspeln und alles
vermischen.

Dieses Grundrezept kann nach Herzenslust durch Zugabe von Gewürzen (Anis oder Zimt), frischen Beeren und Früchten, je nach Saison, variiert werden.

Apfelstückchen getrocknet – «Apfelkaugummi»

Unter den Bäumen sammeln wir die Äpfel ein. Die guten kommen in den Korb, die schlechten in den Kompostkessel. Die zu verarbeitenden Früchte waschen wir, was immer ein besonderes Fest für die Kinder ist.

Kaum sitzt man am Tisch mit Brettchen und Messer kommen schon die Kleinen und wollen mittun. Der Erwachsene schneidet die ungeschälten Äpfel in Viertel und entfernt das Kerngehäuse. Aus den Apfelschnitzen schneiden die Kinder kleine Stückchen und legen sie aufs Sieb. So kann man einen herrlichen Wintervorrat anlegen.

Auch als Geschmacksvariante für Kräutertee können Apfelstückchen verwendet werden:
Apfelstückchen mit dem Wasser 3 Min. kochen, vom Herd nehmen, Teekräuter beifügen, 3 Min. ziehen lassen.

Abgepackt in Cellophan Säckchen sind Trockenfrüchte ein beliebtes Geschenk.

Die Kerngehäuse können übrigens auch getrocknet und mit den Apfelschalen zusammen für Tee weiter verwendet werden.

Bananen getrocknet

Die im Ursprungsland ausgereiften Bananen sind reich an Mineralstoffen und enthalten wertvolle Kohlenhydrate und Eiweiß. Demzufolge eignen sie sich ausgezeichnet als Zwischenmahlzeit und als Wanderproviant. Die geschälten Bananen werden in kleine Stücke oder der Länge nach in Streifen geschnitten und wie die Apfelstückchen getrocknet.

Rosinen, Weinbeeren, Sultaninen & Co.

Weinbeeren sind sehr eisenhaltig und wirken durch ihren Kohlenhydratanteil energiespendend. Sie enthalten zudem reichlich Kalk, Phosphor, Kali und Magnesium.

In ganz vielen Speisen kann man den Zucker ersetzen durch die Zugabe von Rosinen oder zumindest den Zucker erheblich reduzieren.

Honig

Der Honig zählt zu den Volksnahrungsmitteln sowie zu den Heilmitteln. Er enthält viele Vitamine, Spurenelemente, Mineralstoffe und Kohlenhydrate. Schon in vorchristlichen Zeiten wurde er als «Wundheilmittel» verwendet. Honig hat Keim- und Bakterien tötende Wirkung, wenn er nicht über 40° C erhitzt wurde.

Honig ist eine ganz besondere Köstlichkeit. Man mache sich nur bewusst, wie oft eine Biene ihre gesammelte «Ernte» heimfliegen muss für einen einzigen Tropfen süßen Honig. So setzen wir ihn sicherlich nicht überall statt Zucker ein!

Knusperflocken selbst gemacht

4 3/4 Tassen Haferflocken
(für größere Kinder auch 5-Kornflocken o. Ä.)
1 1/2 Tassen Kokosflocken, -raspel
1 1/2 Tassen gehackte Nüsse
(Haselnüsse oder Mandeln)
1 Tasse Sonnenblumenkerne
1/2 Tasse Sesam-Samen
1 Tasse Rosinen — *überbrüht, abgespült und abgetropft; alles gut vermengen.*

1/2 Tasse Distelöl
1 Tasse Honig — *leicht erwärmen, bis der Honig flüssig wird, dann unter die Mischung rühren. Auf einem Backblech bei max. 180° C «rösten». Alle 5 Min. umwenden bis alles leicht braun und knusprig ist (ca. 15 Min.). Während dem Auskühlen ab und zu umrühren, sonst bleibt alles am Stück. In einer geschlossenen Dose trocken aufbewahren.*

Die Knusperflocken lassen sich mit oder ohne Milch genießen.

Vanillecreme mit Hirsemehl

1/2 l Wasser	
1/2 l Milch	*erhitzen,*
80 g Hirse	*fein mahlen und einrühren, 10 Min. unter Rühren kochen.*
3 EL Sahne	
1/2 TL Vanillepulver	
4 EL Birnendicksaft	*unterheben. Mit*
1 Pr. Salz	
1 Msp. Kardamon	
1 Pr. Nelkenpulver oder	
Zitronenschale	*würzen und heiß servieren.*

Möchte man die Creme kalt genießen, benötigt man nur 60 g Hirsemehl.

Erdbeerdessert

Erdbeeren enthalten, wenn sie ausgereift sind, viel Eisen und Vitamin C.

Erdbeeren	*waschen und in eine Sauce aus*
Zitronensaft	
Honig	
Rohrohrzucker oder	
Syramenazucker (geschmacks- neutraler)	*schneiden. Ca. 30 Min. ziehen lassen. Mit*
Sahne, Schlagsahne oder	
Schwedenmilch	*genießen.*

Variante:

Quark	*mit*
Schwedenmilch	*luftig schlagen.*
Erdbeeren	*unterheben.*

Alle Beeren schmecken frisch gepflückt am besten!

Johannisbeeren, rote und schwarze

Die schwarzen Johannisbeeren enthalten besonders viel Vitamin C. Mit Vorliebe helfen die kleinen Kinderhände die Beerentrauben zu pflücken. Mit einer Gabel lassen sie sich schnell entstielen.

Johannisbeerkuchen
(1 Backblech)

125 g Butter
125 g geriebene Mandeln
125 g Feinschrot oder Dinkelruchmehl
3 Eidotter
50 g Rohrohrzucker — *zu einem Teig verarbeiten. Auf ein gefettetes Kuchenblech ausstreichen. Bei max. 200° C 20 Min. vorbacken, bis der Teig hellbraun ist (auch am Vortag möglich).*

1 Eiklar — *steif schlagen, vorsichtig mit süßen, kurz weiter schlagen.*
Birnendicksaft
4 Tassen Johannisbeeren — *gewaschen und abgezupft untermischen und auf dem Kuchenteig verteilen. Kurz im heißen Ofen überbacken. Warm servieren.*

Edelkastanien (Maronen)

Edelkastanien haben einen hohen Nährwert, zu vergleichen mit dem der Getreide, und einen hohen Kohlenhydratanteil. Sie enthalten u. a. das seltene Vitamin K. Im Altertum wurde die Kastanie als Heilmittel eingesetzt.

Kastanien, heiße Maroni

Ein Festschmaus – z. B. am St. Martinstag – zuzubereiten am Lagerfeuer. Dazu ein heißer Zwetschgenpunsch.

Kastanien — *an der gewölbten Seite kreuzweise einschneiden und in einer großen Pfanne oder einem Blech unter gelegentlichem Schütteln braten. Schälen und essen.*

Isst man sie drinnen, kann man eine feine Creme dazu servieren, die schnell zubereitet ist.

Sahne — *schlagen, kurz vor dem Steifwerden*
Birnendicksaft — *dazugeben und weiter schlagen.*

Zieht man es aus Zeitgründen vor, die Maroni gebraten zu kaufen, gibt man diese zu Hause in einen angewärmten Kochtopf, ausgelegt mit einem heiß-**feuchten** Tuch. Die Maroni bleiben so warm, trocknen nicht aus und lassen sich leicht schälen.

Vermicelles / Kastanienpüree

Heute bekommt man in Naturkostläden hochwertiges Kastanienpüree auch ohne Zusatz von Alkohol. Zu Würstchen gepresst und mit Schlagrahm serviert mundet es Jung und Alt.

Kirschen

Kirschen enthalten viel Eisen und der aus ihren Stielen gekochte Tee hilft gegen Husten.

Am besten schmecken die Kirschen natürlich frisch vom Baum.

Kirschsaft

Hat man einen Dampfentsafter, ist es ein Kinderspiel die anfallenden Früchte zu Saft zu verarbeiten. Dieser Saft ist ganz besonders köstlich. Die übrig bleibenden Kerne gut waschen, trocknen und in bunte Stoffreste einnähen – schon ist der Kirschsteinsack fürs Bett bereit. Meine Kinder schwärmen heute noch vom «Chriesistei-Sack».

Zwetschgenmus

Siehe Zwetschgenpunsch, Seite 29.

Mit dem Rest aus dem Entsafter kochen wir Zwetschgenmus. Hierzu braucht man keinen Zucker. Gut dicklich einkochen, heiß abfüllen und gut verschließen.

Ein von Kindern heiß geliebter Brotaufstrich. Die Etiketten können von den Kindern hübsch bemalt werden. Findet man noch Stoffreste, um die Gläser abzudecken, drehen die Kinder mit Freude farbenfrohe Bändel um den Stoff festzubinden.

Zwetschgenröster
(Ein Rezept aus Wien)

Zwetschgenröster ist nicht Kompott und nicht Marmelade, sondern genau dazwischen und eignet sich vorzüglich zu Aufläufen, insbesondere aus Hirse, sowie zu Kaiserschmarren oder Grießschmarren.

Zwetschgen	*entkernen, halbieren oder vierteln. Auf 1 kg Früchte höchstens*
250 g Zucker	*nehmen. So lange köcheln, bis die gewünschte Konsistenz erreicht ist. Heiß abfüllen.*

Eiscreme

Wir wissen, dass Eis nicht das Ideale ist für unsere Verdauungsorgane und schon gar nicht für diejenigen der Kinder. In der heutigen Zeit ist es aber enorm schwierig, ganz ohne auszukommen. Da machen wir wenigstens unser eigenes Eis, so wissen wir, was es enthält (keine Farbstoffe, keine Emulgatoren, keine künstlichen Aromastoffe etc.) und die Kinder helfen begeistert in großer Vorfreude mit.

Erdbeereis

500 g Erdbeeren	*waschen, mit*
100 g Syramenazucker	*und dem*
Saft von 1/2 Zitrone	*mixen.*
300 g Natur-Joghurt	*und*
100 ml Schlagrahm	*mit der Fruchtmasse vermengen und alles einfrieren.*

Anstelle von Erdbeeren können auch andere Früchte verwendet werden.

Orangen- oder Grapefruiteis

400 ml Rahm	*schlagen*
	abgeriebene Schale von
einer Orange (Grapefruit)	
1 Tasse Orangensaft (Grapefruitsaft)	
3 EL Syramenazucker	*und*
evtl. etwas Orangensirup	*mischen, vorsichtig unter den Rahm mengen und einfrieren.*

Dieses Eis kann auch mit anderen Fruchtsäften hergestellt werden.

«Rote Grütze à la Großmama»

Ein wunderbares, fruchtiges Sommerdessert oder leichtes Abendgericht.

750 g Fruchtsaft (Cassis, Himbeere, Johannisbeere, Kirschen, am besten gemischt)	
50 bis 100 g Birnendicksaft	
(je nach Süße des Saftes)	*erhitzen,*
150 g Vollweizengrieß	*langsam unter ständigem Rühren mit dem Schneebesen in die heiße Flüssigkeit einlaufen lassen. 15 Min. sachte kochen. In kalt ausgespülte Gefäße (Puddingformen) gießen und auskühlen lassen.*
Schwedenmilch oder Sauermilch	
etwas Rahm	*mit schaumig quirlen und dazu servieren.*

Aus frischen Beeren:
1/2 kg Johannisbeeren	
1/2 kg Kirschen oder	
Himbeeren	*kurz aufkochen, passieren, mit dem Saft wie oben weiterarbeiten.*

Bei Verwendung von gekauften Fruchtsäften (Voelkel oder Beutelsbacher) braucht man weniger Süßungsmittel.

Quellennachweis und weiterführende Literatur

[1] Rudolf Steiner: *Die Erziehung des Kindes vom Gesichtspunkt der Geisteswissenschaft*. Fünf Vorträge. Rudolf Steiner Taschenbücher aus dem Gesamtwerk Nr. 658. Dornach o. J.

[2] Rudolf Steiner: *Naturgrundlagen der Ernährung*. Neun Vorträge. Ausgew. und hrsg. von Kurt Th. William. Rudolf Steiner – Themen aus dem Gesamtwerk, Nr. 6. Stuttgart [4]1994.

[3] Petra Kühne: *Säuglingsernährung*. Arbeitskreis für Ernährungsforschung e. V. Bad Vilbel [8]2002.

[4] Vreni de Jong: *Kinderernährung gesund und lecker. Sämtliche Grundlagen und 750 Rezepte für die Vollwertküche in der Familie*. In Zusammenarbeit mit Edmond Schoorel. Stuttgart 1993.

[5] Wilhelm Zurlinden: *Geburt und Kindheit. Pflege, Ernährung, Erziehung*. Hrsg. von Günter Schönemann. Frankfurt am Main [14]1998.

[6] Otto Wolff: *Was essen wir eigentlich? Praktische Gesichtspunkte zur Ernährung*. Stuttgart [2]1998.

[7] Udo Renzenbrink: *Die Ernährung des Kleinkindes*. Dornach [2]1988.

[8] Manfred Klett: *Wird der Mensch was er isst? Die Bedeutung der biologisch-dynamischen Landwirtschaft für die Erährung*. Dornach 1998.

[9] Ute Recht: *Verhaltensstörungen durch Fehl-Ernährung. Was wir über das Verhältnis von Ernährung und Gesundheit wissen müssen*. Schaffhausen [2]1996.

Der gekochte Frosch, «Das Frosch-Syndrom», Seite 16:
«Taucht man einen Frosch in einen Topf mit heißem Wasser, so sucht er wie rasend das Gefäß zu verlassen. Setzt man ihn jedoch in kaltes Wasser, welches nur langsam erhitzt wird, so lässt sich das Tier zu Tode kochen, ohne dass es sich besonders dagegen wehren würde. Dieses Gleichnis vom gekochten Frosch charakterisiert treffend die Situation des zivilisierten Menschen in seiner von Tag zu Tag mehr verseuchten Umwelt … Das Problem des Frosches: Er will einfach nicht wahrhaben, dass die Temperatur ganz langsam ansteigt. So versäumt er es, rechtzeitig zu handeln.»

[10] Juliane Endlich, in: *Mensch und Kleidung*, Nr. 50, Jg. 1. Winterbach 1992.

[11] Friedrich Benesch: *Vorträge und Kurse*, Band 2: *Christliche Feste. Weihnachten – Passion – Ostern – Himmelfahrt – Pfingsten*. Herausgegeben von Werner Perrey und Johannes Kloiber. Stuttgart 1993.

Zu den Tischsprüchen:

Die Tischgebete und -sprüche stammen aus:
Eins und Alles. Gedichte für Kindheit und Jugend. Ausgewählt von
Heinz Ritter. Stuttgart [10]1998, S. 210 f.
Christoph Rau: *Erdenspeise – Gotteskraft.* Dornach [3]1995, S. 15 f.

Das Tischgebet von Rudolf Steiner, entstanden im November 1923, ist
aus Rudolf Steiner: *Wahrspruchworte*, Gesamtausgabe 40. Dornach
[11]1998, S. 342.

Rezepte von A bis Z

Über die Autorin

Sunnhild Koch, 1945 in Berlingen am Untersee in der Schweiz geboren, machte zunächst eine kaufmännische Ausbildung und arbeitete nebenberuflich als Keramikerin. Nach Heirat und Geburt dreier Kinder erweiterte sie ihren beruflichen Werdegang – durch die eigenen Kinder wurde das Interesse an Ernährungsfragen / Vollwertkost geweckt und in Kochkursen und Seminaren vertieft. Von 1996 bis 1998 absolvierte sie eine Ausbildung zur Waldorferzieherin in Hannover und ist seit 2000 im eigenen Kleinkindergarten tätig.

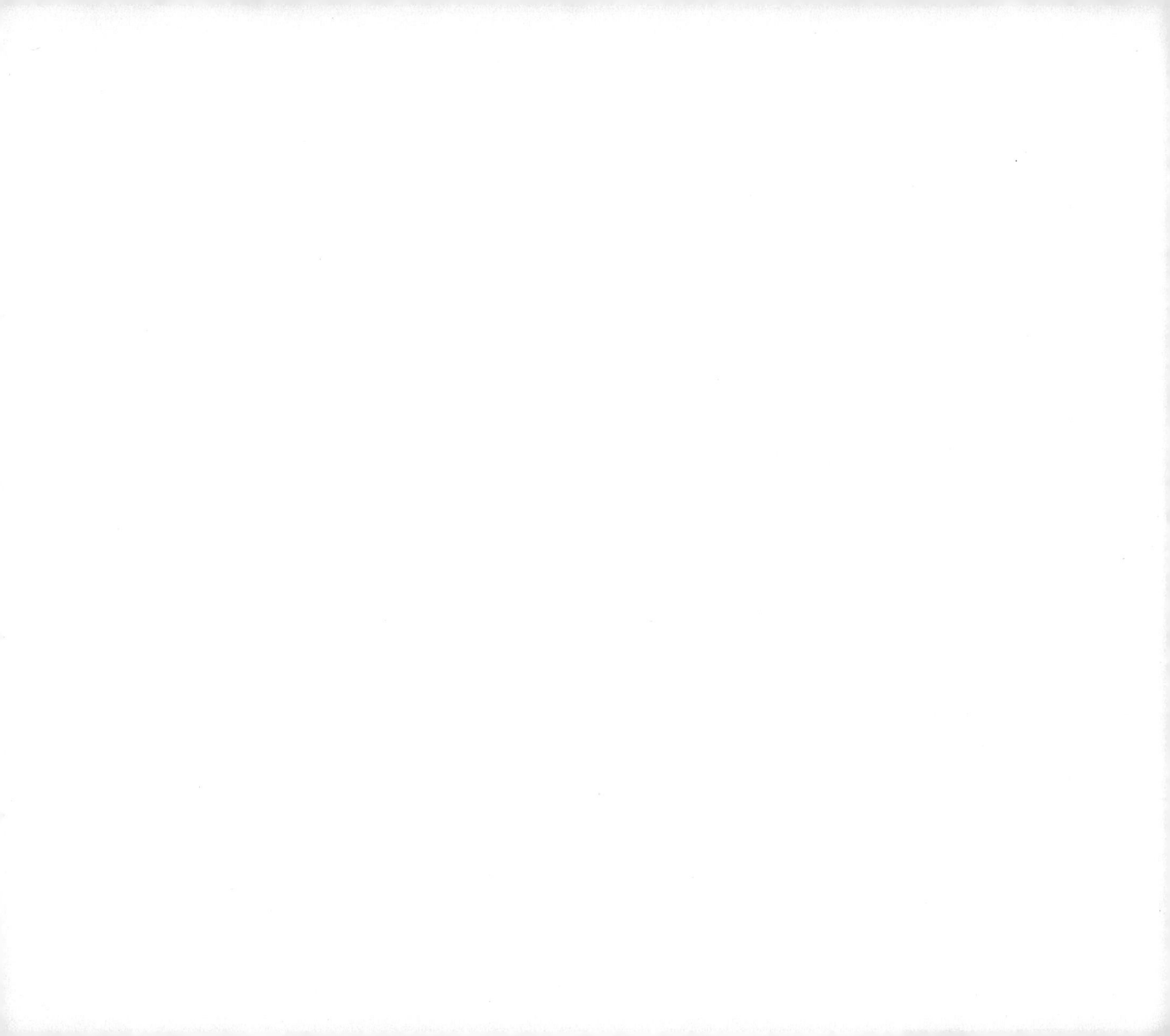